小儿推拿

巩莉 / 主编

北方联合出版传媒（集团）股份有限公司

辽宁科学技术出版社

图书在版编目（ＣＩＰ）数据

小儿推拿 / 巩莉主编 . — 沈阳 : 辽宁科学技术出版社，2024.4

ISBN 978-7-5591-3524-7

Ⅰ . ①小… Ⅱ . ①巩… Ⅲ . ①小儿疾病 – 推拿 Ⅳ . ① R244.1

中国国家版本馆 CIP 数据核字 (2024) 第 070913 号

出版发行：辽宁科学技术出版社

（地址：沈阳市和平区十一纬路 25 号 邮编：110003）

印 刷 者：明玺印务（廊坊）有限公司

经 销 者：各地新华书店

幅面尺寸：170mm×240mm

印 张：6.25

字 数：100 千字

出版时间：2025 年 3 月第 1 版

印刷时间：2025 年 3 月第 1 次印刷

策划编辑：王玉宝

责任编辑：于 芳

责任校对：康 倩

书 号：ISBN 978-7-5591-3524-7

定 价：68.00 元

前言

小儿推拿因其有悠久的历史，安全、高效、无痛苦、无毒副作用的特点，受到越来越多的从业者和宝妈的欢迎。特别是近年来，小儿推拿技术越来越普及，成为较受欢迎的中医技术之一。

作为从事小儿推拿多年，培养了几万名小儿推拿师的我来说，如何让更多的人学习小儿推拿，如何让更多的宝宝受益于小儿推拿，成为我日夜思考的问题，于是我决定写一本简单易学的书，让更多喜欢小儿推拿的人能学习、从事小儿推拿。

这本书是我和我们多年从事小儿推拿工作及培训的技术团队共同完成的，是我多年工作实践的结晶，具有系统、专业、易学、实用的特点。本书适用于宝妈、月嫂、育婴师、护士及幼教老师等母婴护理工作者。

这本书可以让您获得以下几方面收获：

（1）自学自用，让自己孩子有个健康的身体。

（2）学个一技之长傍身，无论工作还是创业，都让您"一技在手，终身受用"。

（3）实现自我价值。

"少年强，则国强"，国强则民族兴旺。我们双手维护着祖国花朵的健康，推动着民族的未来。

小儿推拿是一项中医技术，更是一种责任，它不仅可以医治孩子的身体，还可以提升孩子的自信心和意志力。

愿更多的人学习小儿推拿技术，造福所有的孩子！

巩莉

2023 年 10 月

目录

第一章 感冒

第一节 感冒概述

中医认为感冒是自然界中的风邪侵袭人体体表所导致的一类常见外感疾病。临床表现以鼻塞、流涕、喷嚏、咳嗽、体温升高、怕冷、头身痛、全身不适等为主要特征，民间俗称"伤风"。

儿童感冒可发生于各个季节，但高发季节为春冬两季。儿童感冒主要与体质和抵抗力有关，同时也与感受外界邪气的轻重有关，比如，气温突变，环境冷热失常或者生活起居不当，不根据外界环境变化而增减衣物，加上平时体质虚弱，免疫力低等，都会感冒。

儿童反复感冒，容易引起气管炎、肺炎等上呼吸道系统疾病。如果长期反复感冒，还会影响孩子的身高发育、智力发育等。所以一定要重视感冒的预防和及时调护。

一般来说，儿童常见感冒病程短，易康复。但如果儿童平时有其他疾病，感冒有可能导致原有疾病加重，严重者病情会发生转变。

增强身体的抵抗力与驱除外感邪气是预防和治疗儿童反复感冒的基本原则。通过小儿推拿手法，增强儿童身体的抵抗力和免疫力，祛除外来致病因素，同时加强身体锻炼，能从根本上增强孩子的体质，缓解感冒症状，减少儿童感冒的频率。

第二节　推拿手法

一、头面颈项部穴位操作

1. 开天门

部位：位于眉心至前发际，呈一直线。

操作：双拇指指腹由两眉中点到前发际自下至上交替推之，一般操作约50次。

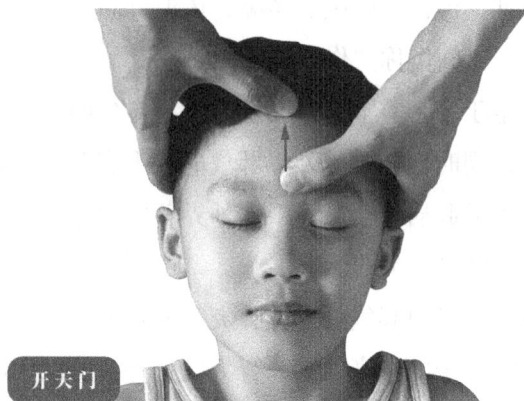

开天门

2. 推坎宫

部位：如图自眉头起沿眉梢的一条横线，左右对称。

操作：两拇指指腹自眉心同时分别向两侧眉梢分推，一般操作约50次。

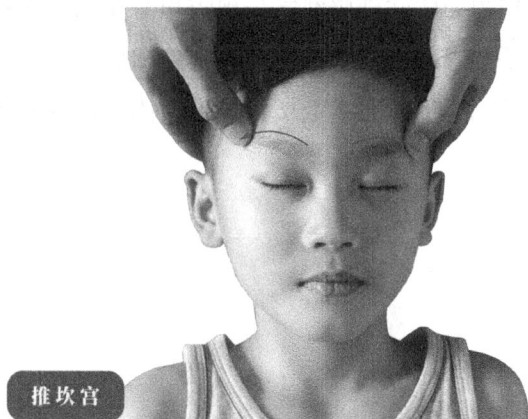

推坎宫

3. 揉太阳

部位：位于两眉外梢后凹陷处。

操作：两拇指指腹置于图片位置揉动，一般操作约 50 次。

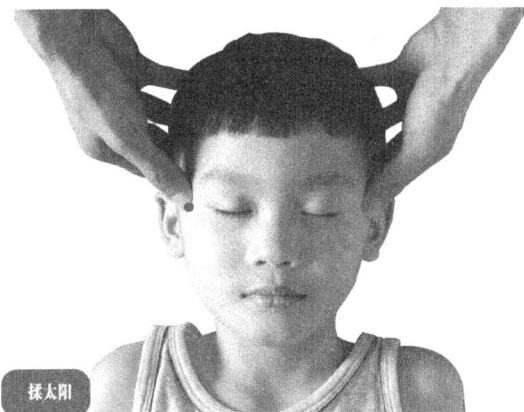

揉太阳

4. 推耳后高骨

部位：位于耳后乳突下约 1 寸凹陷处。

操作：中指指腹自耳后隆起的高骨下方凹陷处，上下反复搓推，一般操作约 50 次。

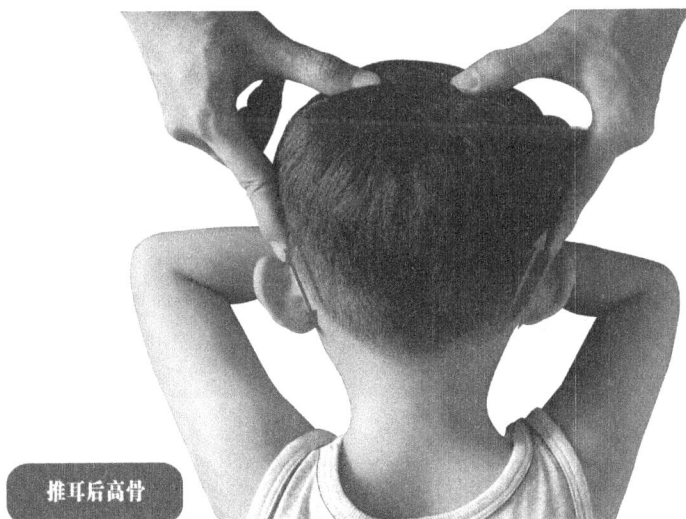

推耳后高骨

5. 搓擦风府

部位：位于后发际正中直上 1 寸，枕外隆突直下凹陷处。

操作：以小鱼际来回横向搓擦风府至微微发热，一般操作约 50 次。

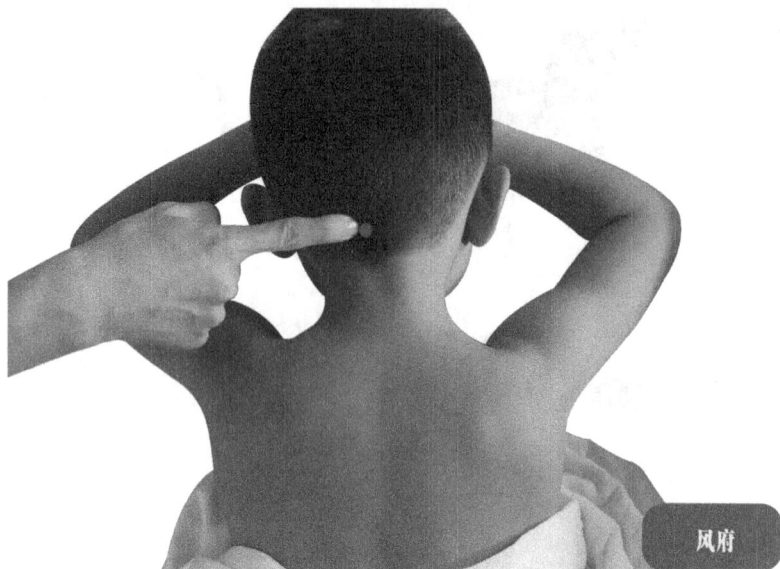

风府

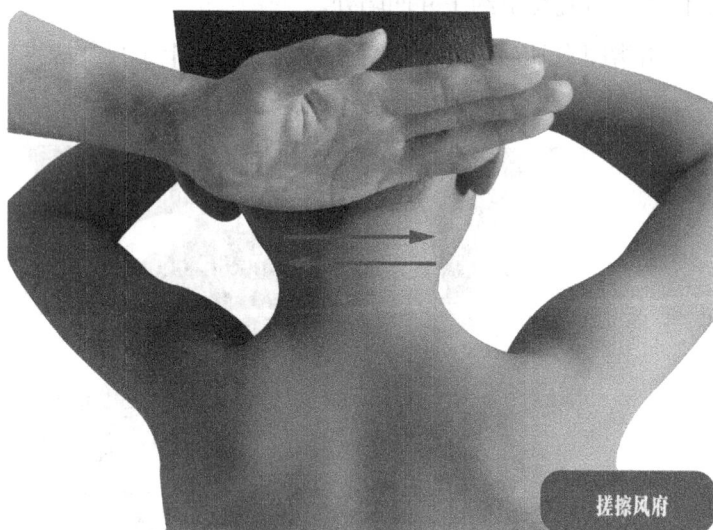

搓擦风府

二、上肢部穴位操作

1. 按揉外劳宫

部位：位于手背正中央，与内劳宫相对。

操作：右手拇指按揉此穴，一般操作 100 次以上。

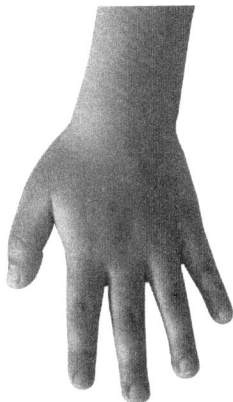

按揉外劳宫

2. 揉一窝风

部位：位于手背，腕横纹（背侧）中央凹陷处。

操作：右手拇指按揉此穴，一般操作 100 次以上。

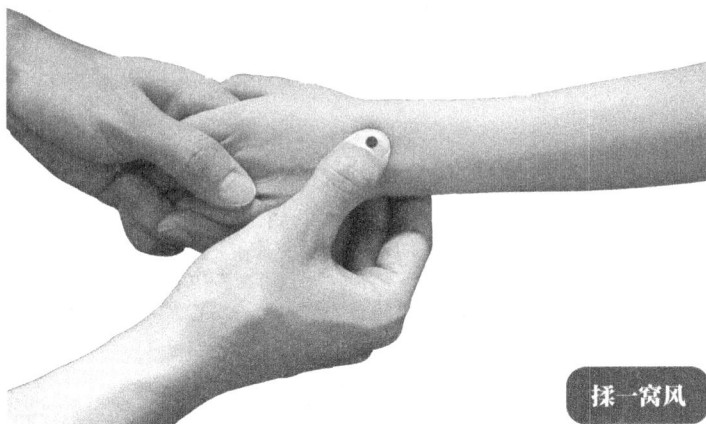

揉一窝风

三、腰背部穴位操作

1. 搓擦肺俞

部位：肺俞位于第 3 胸椎棘突下旁开 1.5 寸处，左右各一。

操作：两拇指或一手食指、中指二指分开置于左右肺俞穴，操作者右手小鱼际同时往复横向搓擦两肺俞穴，一般操作 30 ~ 50 次。

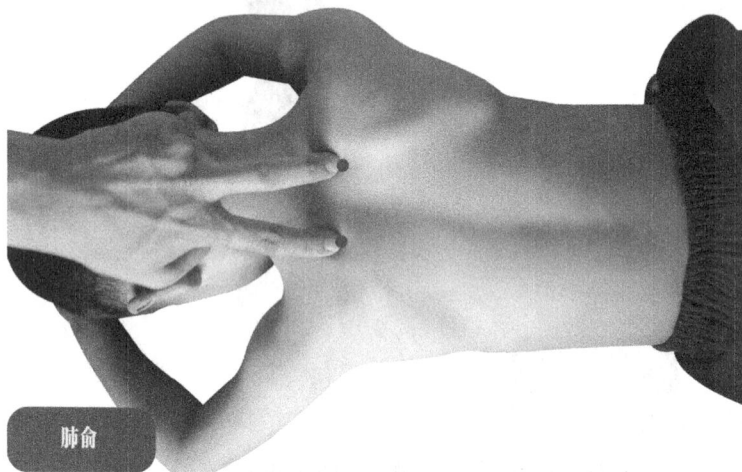

肺俞

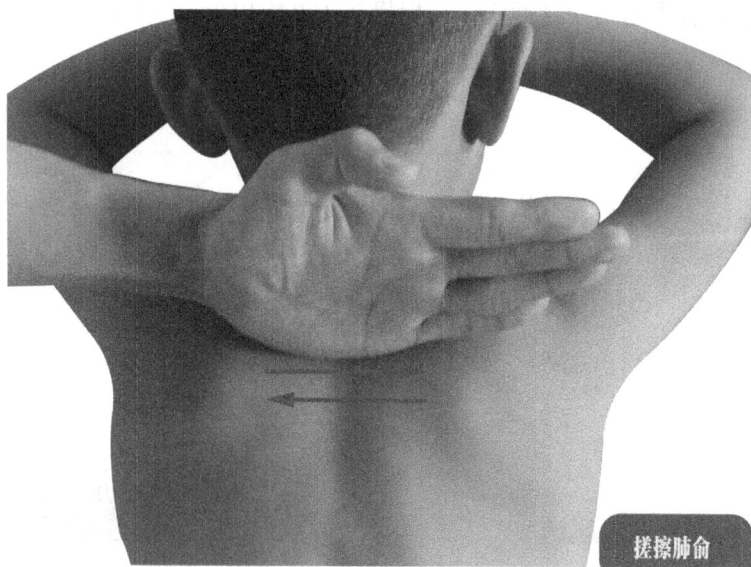

搓擦肺俞

2.捏脊

部位：指后背正中的整个脊柱，从大椎至长强穴（尾骨端与肛门连线的中点）的一条直线。

操作：手指捏提脊柱，从龟尾捏至大椎，为正捏脊；从大椎捏至龟尾，为倒捏脊（正捏为补法，倒捏为泻法）。儿童感冒伴有流清鼻涕、打喷嚏、怕冷的表现时，一般采用正捏脊，如伴有舌红唇干、鼻腔干燥、高热时可采用倒捏脊的操作。一般操作 30 ~ 50 次。

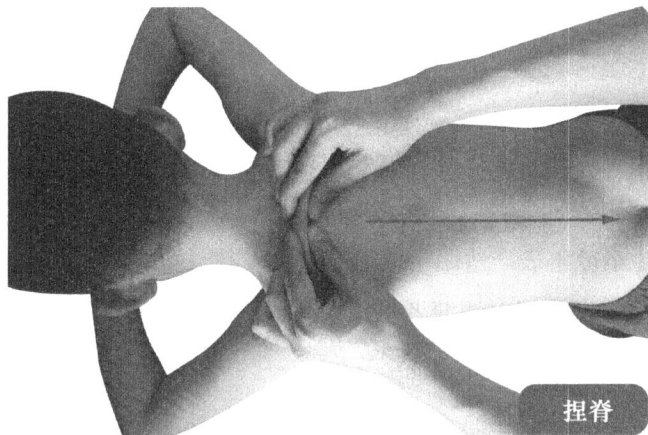

捏脊

四、注意事项与家庭护理

（1）推拿一般每日 1 ~ 2 次即可，每次 20 分钟左右。

（2）"要得小儿安，三分饥和寒"，感冒调理期间饮食要清淡，不要吃辛辣油腻及生冷的食物，多喝水。

（3）保持个人卫生，勤洗手。

（4）注意随气候变化增减衣服，室内常通风换气。

（5）保证充足睡眠。

（6）平时加强体格锻炼，增强体质；保证充足的户外活动时间。

（7）感冒期间保持室内环境的湿润，可以用加湿器加湿。湿润的空气能防止鼻黏膜干燥，让气管保持润滑，缓解感冒的症状。

五、家庭食疗

1. 姜糖苏叶饮

【组成】生姜 3g，苏叶 3g，红糖 15g。

【制法与用法】将生姜、苏叶洗净，切成细丝，放于茶杯内，加沸水浸泡 5 ~ 10 分钟，放红糖拌匀即成。每日 2 次，趁热服。

【功效】发汗解表，祛寒健胃。主治风寒感冒见发热、恶寒、头身痛等，对同时伴有恶心、呕吐、胃痛、腹胀等症的胃肠型感冒更为适宜。

2. 银花茶

【组成】金银花 20g，茶叶 6g，白糖 50g。

【制法与用法】水煎服。每天 1 次。连服 2 ~ 3 天。

【功效】辛凉解表。适用于风热感冒见发热、微恶风寒、咽干口渴等症。

【注意】阳虚或脾虚便溏者忌用。

第二章 咳嗽

第一节 咳嗽概述

咳嗽是疾病的一种症状，是身体的防御性反应，咳嗽也是肺系疾患的一个常见证候，有声无痰谓之咳，有痰无声谓之嗽，一般多为痰声并见。

《黄帝内经》："五脏六腑皆令人咳，非独肺也。"所以小儿咳嗽和喉、脾、肺有关。"肺为贮痰之器，脾为生痰之源"，一旦吃了伤脾的、伤肺的、刺激喉咙的食物，孩子咳嗽的症状自然会加重，咳嗽也会绵延不绝。

咳嗽一定要上痰、排痰，痰液长期不能排出肺外，就会越来越黏，难以排出。

咳嗽与外邪的侵袭及脏腑功能失调有关。咳嗽的病因有两个：一是外感六淫之邪；二是脏腑之病气。它们均可引起肺气不清，失于宣肃，迫气上逆而作咳。

西医认为，咳嗽是呼吸系统疾病最常见的症状之一，但咳嗽也不仅仅见于呼吸系统疾病，还可见于循环系统疾病和消化系统疾病，所以我们要结合其他症状做出综合判断。

小儿因呼吸道特别敏感而常出现咳嗽情况，特别是在季节交替时，小儿咳嗽就比较常见。引起小儿咳嗽的原因很多，比如，空气刺激、呼吸道疾病、过敏等。

在秋冬季节，冷空气刺激下小儿很容易出现咳嗽情况，因为冷空气的刺激导致呼吸道血管出现收缩现象，可引起咽部不适从而导致咳嗽。另外，空气质量差，空气中的尘埃、汽车尾气、二手烟等都会刺激呼吸道引起咳嗽。

病毒或者细菌感染小儿的呼吸道，引起呼吸道疾病并引发咳嗽。尤其是春秋季节，是小儿呼吸道疾病高发期，因为小儿的免疫系统发育还不完善，抵抗力差，很容易被细菌和病毒入侵。

因过敏导致小儿出现咳嗽的情况非常常见，比如，动物毛发过敏、花粉过敏等。小儿一旦接触了某种过敏原就会出现咳嗽。除咳嗽外，还会出现皮肤发红、发痒等过敏症状。

第二节　推拿手法

一、上肢部穴位操作

1. 补脾经

部位：位于大拇指桡侧面，由指尖到指根的位置。

操作：用左手握持小儿左手，同时以拇指、食指二指捏住小儿拇指，使之微屈，再用右手拇指自小儿拇指尖推向拇指根处，即为补脾经。一般操作150 ~ 300次。

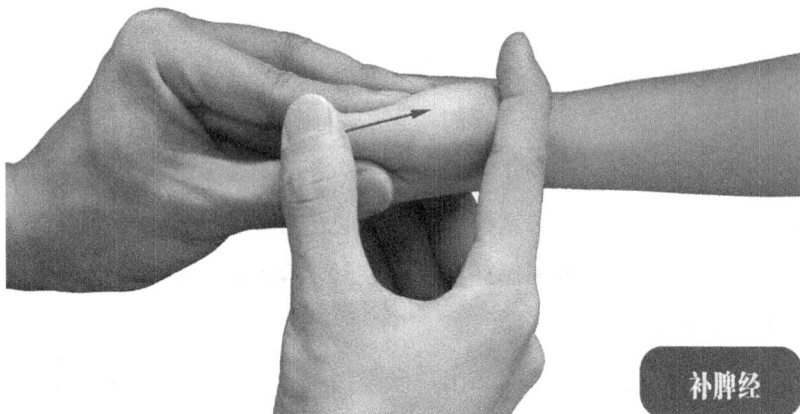

补脾经

2. 清肺经

部位：位于无名指指面，由指根到指尖的位置。

操作：双手以剪刀手夹持小儿手掌，双拇指交替推之，自指根向指尖直推150 ~ 300次。

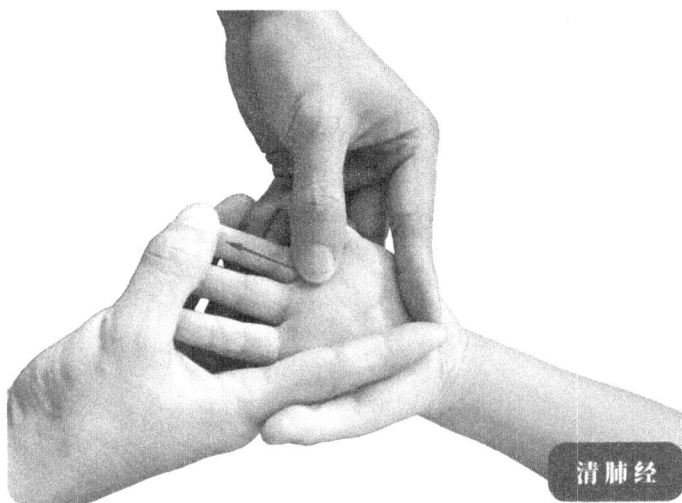

清肺经

3. 搓擦小横纹

部位：位于掌面尺侧，小指根与掌横纹间凸起的横纹头。

操作：大拇指指关节弯曲，三轻一重刮小横纹，或以拇指指腹搓擦小横纹，一般操作 100 ~ 200 次。

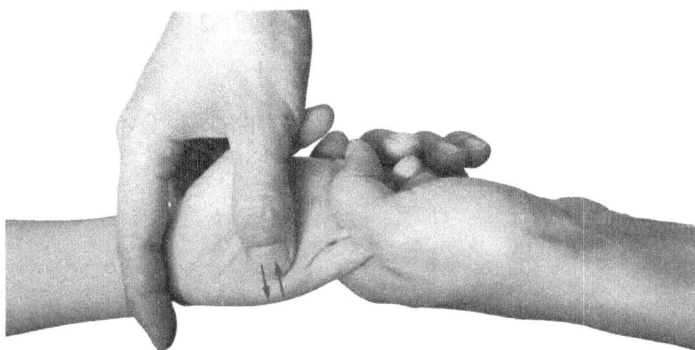

搓擦小横纹

二、胸腹部穴位操作

1. 揉膻中

部位：位于胸部，前正中线上，两乳头连线中点处。

操作：用食指或者中指指腹揉膻中穴，一般操作 50 ~ 100 次。

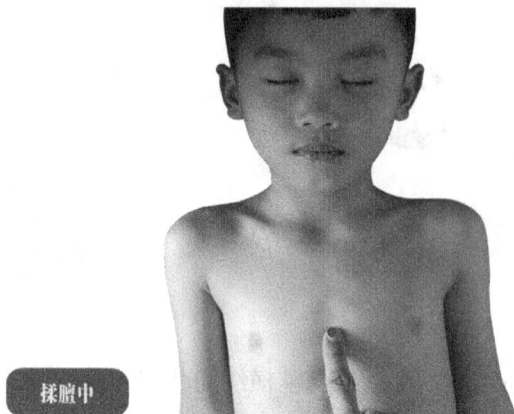

揉膻中

2. 开璇玑

部位：在前胸部肋间隙的第一肋间隙，前正中线旁开 2 寸；第二肋间隙，前正中线旁开 2 寸；第三肋间隙，前正中线旁开 2 寸；第四肋间隙，前正中线旁开 2 寸；第五肋间隙，前正中线旁开 2 寸。

操作：五指张开置于小儿前胸部，以双拇指指腹分推第一肋间隙至第五肋间隙，一般操作 30 ~ 60 次。

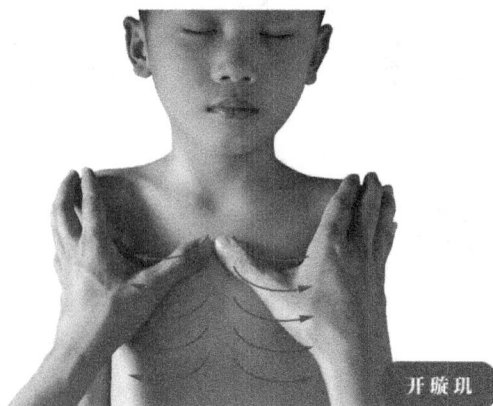

开璇玑

三、腰背部穴位操作

1. 按揉肺俞

部位：位于第 3 胸椎棘突下，后正中线旁开 1.5 寸处。

操作：用拇指指腹按揉肺俞穴，一般操作 100 ～ 200 次。

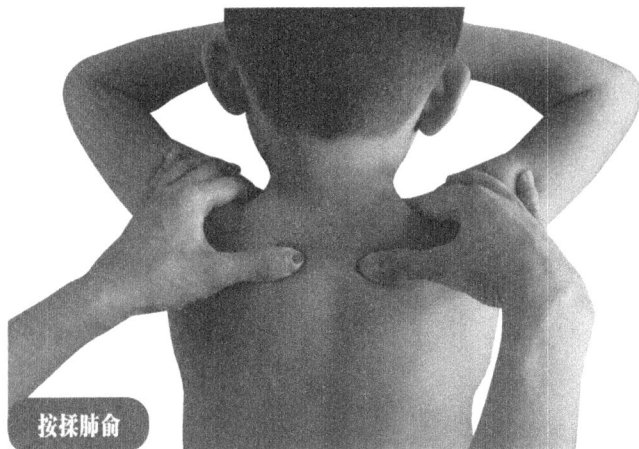

按揉肺俞

2. 分推肩胛骨

部位：位于背部肩胛骨骨缝。

操作：沿肩胛骨内侧缘，从上往下、往两侧做分推，一般操作 50 ～ 100 次。

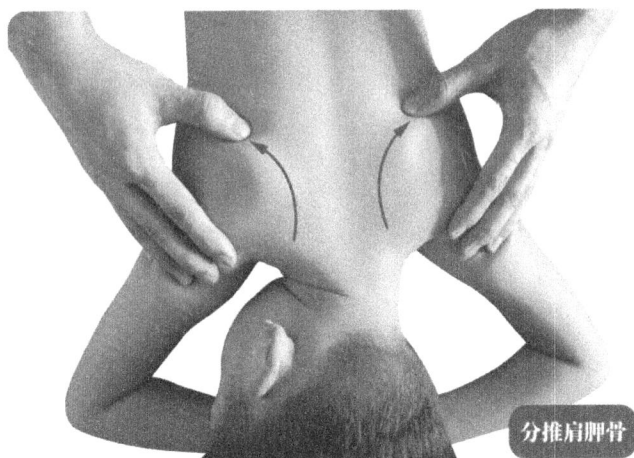

分推肩胛骨

四、下肢部穴位操作

1. 揉足三里

部位：位于小腿前外侧，外膝眼（犊鼻）下3寸，距胫骨前缘一横指（中指）处。

操作：以拇指或中指指腹点揉，或以拇指指腹上下擦之令热，一般操作100～200次。

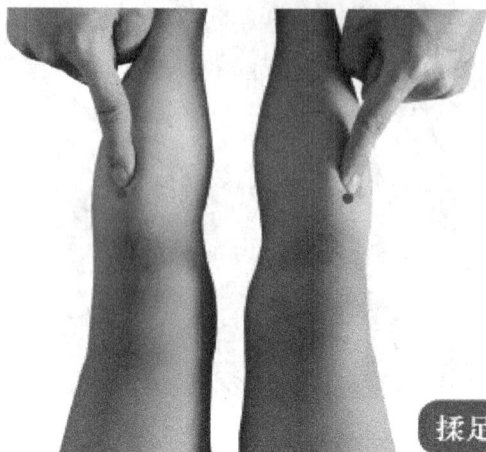

揉足三里

2. 揉丰隆

部位：位于外踝上8寸，胫骨前缘外侧1寸许，胫腓骨之间。

操作：以拇指或中指指腹点揉，或以拇指指腹上下擦之令热，一般操作100～200次。

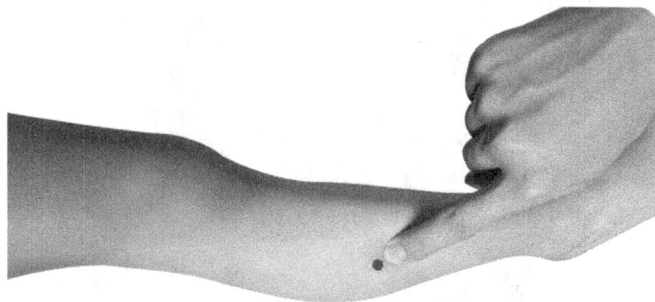

揉丰隆

五、注意事项及家庭护理

在使用小儿推拿对咳嗽进行调理时，妈妈们必须知道下面两个词：

（1）滞痰期。干咳，这时候的小儿还没有能量将身体中的病毒垃圾排出来，所以需要借助专业小儿推拿来将身体各项机能调理顺畅。有些小儿推拿后会感觉咳嗽明显减少，如果咳嗽加剧也是很正常的，咳嗽是一个过程，并不是一次就能调理好的。

（2）动痰期。当我们持续用小儿推拿的手法疏通经络时，小儿的机体就更有力量将体内有害的垃圾赶出去，所以就会出现痰这种东西。痰其实就是肺里的垃圾。

（3）为了避免小儿晚上睡觉时咳嗽，让其取侧卧位，最好将头部或上身用毛巾、枕头垫得稍高一些，以免呼吸道分泌物反流到气管引起咳嗽，影响睡眠，这样也可使小儿感到舒服些，缓解呼吸困难。

（4）当小儿咳嗽时，可以抱起小儿以空心掌拍几下背部，或让小儿抬起上身坐起来，这样会使小儿感到舒适一些，减轻咳嗽症状。

（5）小儿咳嗽很厉害时，不宜让其玩耍得太疲劳，否则会加重咳嗽。要注意保暖，尤其是脚心和头顶部不要受凉，以免使呼吸道抵抗力进一步下降，但是也不要让小儿身体过热，衣服被汗水浸湿后更容易引起咳嗽。

（6）家庭保持室内空气清新流通，晚上室内干燥需要加湿处理，可以选择使用加湿器进行辅助加湿，或者晚上睡觉时在卧室洒一点水，或者放一盆水。

（7）饮食宜清淡，给予易消化、富含营养的食品，避免生冷或过咸、过甜、辛辣的食物，食材加工尽量以蒸煮为主，不要油炸、煎烩，忌食腥荤，一般不需要改变原有喂养方式。咳嗽时应停止胃部进食以防止食物呛入气管。积极预防感冒，避免接触过敏原，避免被动吸烟，这对于防治小儿慢性咳嗽具有重要的意义。

六、家庭食疗

1. 川贝梨水

【组成】川欠 4 ~ 5 个，约 2g，冰糖适量，梨 1 个。

【制法与用法】梨削皮，沿离梨底 1/5 处平着削开后，把梨核去掉。川贝 4 ~ 5 个，捣碎成面，放入梨内。冰糖捣碎后，也放入梨内。把梨放入小碗中，隔水加热，焖炖 30 分钟。待梨子软烂，就可以食用了。

【功效】清热润肺、止咳化痰。

2. 生姜大蒜红糖汤

【组成】生姜 5 片，红糖 12g，大蒜 3 片。

【制法与用法】生姜去皮洗净，切丝。大蒜洗净，拍碎。锅中加入一大碗水。姜丝放进去，开始煮。锅中水烧开后，放入红糖，用勺子搅拌均匀，大火煮 2 分钟。加入大蒜，大火煮 3 分钟。代茶饮即可。

【功效】温肺祛痰止咳。

第三章 发热

第一节 发热概述

儿童正常体温为 36 ~ 37.5℃，多数情况下在 37℃以内。身体在各种原因下导致的体温升高超出正常范围（腋温为 37.0℃，口腔温度为 37.3℃）称为发热，俗称"发烧"，是小儿常见问题之一。

发热是疾病的一种表现，是一个症状，而不是一种独立的疾病。引起发热的原因有很多，例如，感冒、病毒感染、细菌感染、积食（消化不良）都可能引起小儿发热。发热对人体有利也有害，发热时人体免疫功能明显增强，这有利于清除病原体和促进疾病的痊愈。

高热会导致情绪低落，精神萎靡，浑身酸软乏力；体温长期过高，会导致身体脱水，甚至出现休克的现象；脑神经长期在高温的情况下，功能也会受到影响，容易造成缺血缺氧性脑病，如高热惊厥会导致全身抽搐，严重者甚至危及生命。

体温的升高是人体的自然防御反应，如果退热处理不当，可能会伤及人体的自然防御能力，还有可能会掩盖病情，延误诊断和治疗。

人体有产热和散热的功能，这两者的协调作用使人体保持在一个恒定的温度。如果人体产生的热量过多，或者排汗不良，热量就会积蓄在体内难以透发。所以，物理退热、出汗是人体退热的主要处置原则。

第二节 推拿手法

一、颈项部穴位操作

1. 拿肩井

部位：位于大椎与肩峰端连线中点。

操作：拿法。以拇指与四指相对在肩部凸起处，行拿起—放下—拿起，反复操作 20 ~ 30 次。

因小儿肩井疼痛觉敏感，故力度要适中，起到发汗作用即可（退烧原则之一：汗出烧退）。

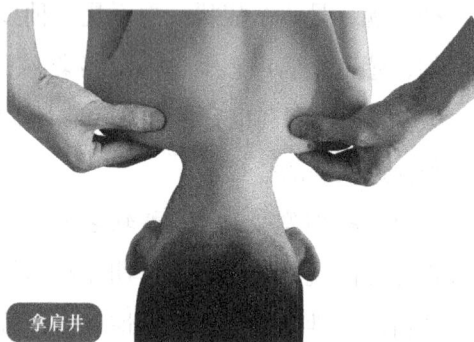

拿肩井

2. 下推天柱骨

部位：位于颈部后发际正中至大椎穴这一范围，呈一直线。

操作：直推法。用拇指或食指、中指二指从上至下直推，均以皮肤潮红为度。

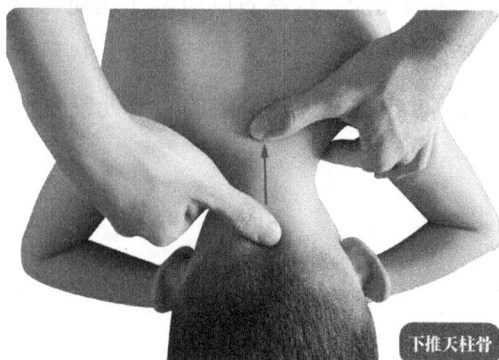

下推天柱骨

二、上肢部穴位操作

1. 三关六腑同清

部位：前臂桡侧由腕至肘 —— 三关。前臂尺侧由肘至腕 —— 六腑。

操作：直推法。用手握住三关六腑，同时，由肘推至腕，一般操作约100次。

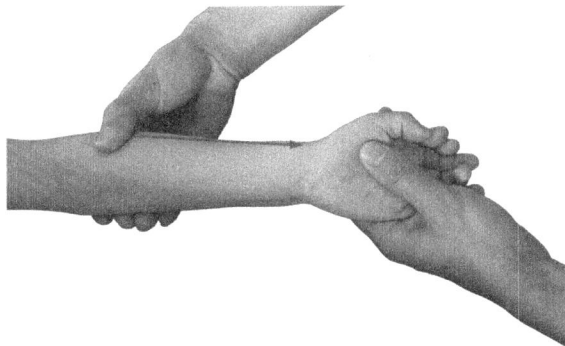

三关六腑同清

2. 打马过天河水

部位：前臂正中由腕横纹至肘横纹的区域，呈一直线。

操作：一手拇指按于内劳宫，一手食指、中指二指并拢，蘸取适量清水，从腕横纹至肘横纹拍打天河水，以局部红赤或微汗出为度（打马过天河清热力量较强）。

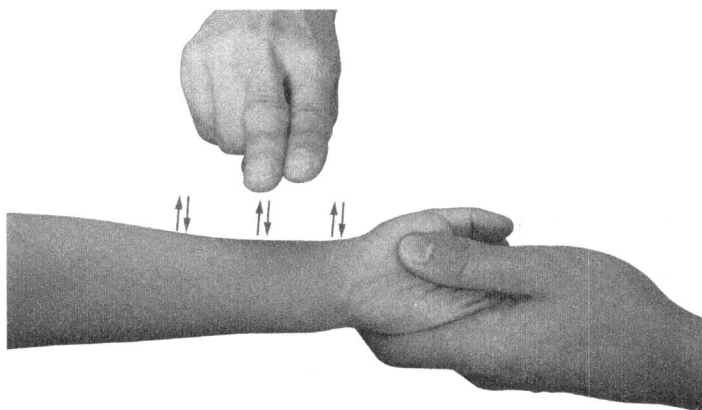

打马过天河水

3. 拿列缺

部位：前臂桡侧，桡骨茎突上方，腕横纹上 1.5 寸。

操作：拿法。一手虎口握拿列缺，一手轻轻摆动小儿手掌，至微微疼痛发汗即可。

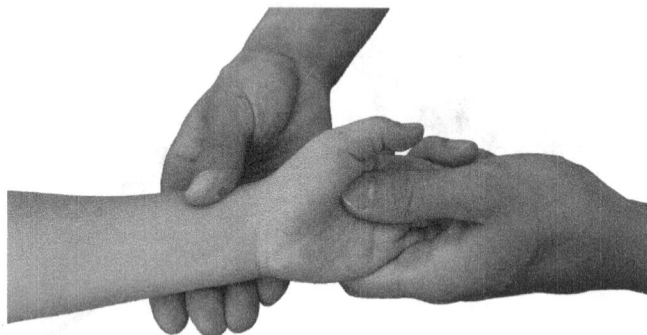

拿列缺

三、胸背部穴位操作

倒捏脊

部位：后背正中，整个脊柱。

操作：从大椎捏至尾骨，以倒捏脊皮肤微微发红为度。

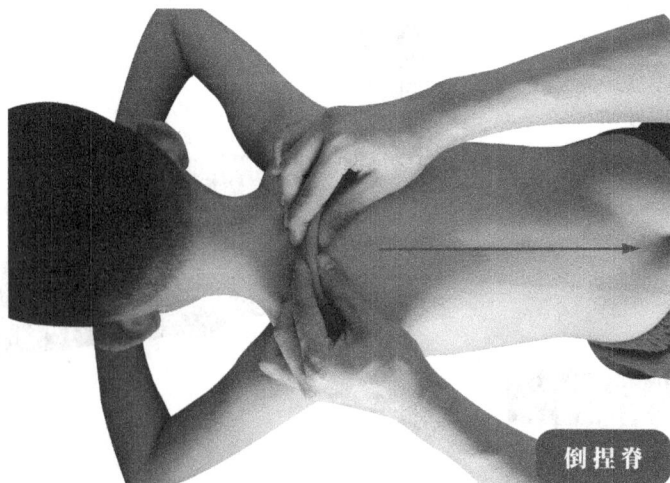

倒捏脊

四、下肢部穴位操作

搓擦涌泉

位置：位于前脚掌人字窝凹陷处。

操作：拇指按之或小鱼际搓擦，一般操作约 100 次。

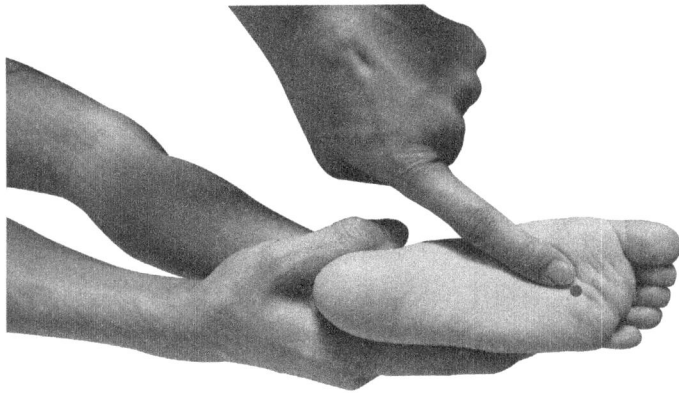

搓擦涌泉

五、注意事项与家庭护理

（1）推拿是一种物理方法，不同于药物，所以家长不必担心会给孩子带来副作用。以上穴位大多以疼痛发汗为主，在操作穴位时力度要缓和，以微微出汗为目的。

（2）孩子发烧大多因外感风寒或机体有内热所致，家长可在孩子发热时抚摸额头或肚皮，额头温度高时大多为外感，肚皮温度高时大多为内热。无论前者还是后者，家长都要及时给孩子补充水分，如西瓜汁、梨汁、果汁等液体，这样可以起到补充人体因发热流失的水分和营养物质的作用，"留得一分津液，便有一分生机"。

（3）孩子发烧的时候饮食要清淡，一定要给予充足的水分和丰富的维生素，尽量少吃含高蛋白或高脂肪类食物，比如，大鱼大肉、坚果仁之类，以免增加孩子身体消化系统的负担，影响健康。推荐食用粥类，如青菜粥，小米粥等。

（4）在发烧时注意休息，避免大量运动，以免产生过多热量。平时注意锻炼身体，增加抵抗力，以更好地对抗外邪。

（5）推拿仅作为退热的辅助手法，如果发现孩子持续高热不退或精神萎靡，请及时就医。

六、家庭食疗

1. 生姜梨水

【组成】生姜 5 片，秋梨 1 个。

【制法与用法】秋梨切片，与生姜一起煮，服梨片与汤。

【功效】散寒发汗，适用于外感引起的发热。

2. 百合银耳粥

【组成】百合、银耳各 10g，大米 40g。

【制法与用法】将百合、银耳放入水中泡发好。大米洗净，加水煮粥，将发好的银耳撕成小块，和百合一起冲洗干净，放入粥中继续煮，待银耳和百合煮软即可。

【功效】清热润肺，适用于外寒或内热引起的发热。

第四章 呕吐

第一节 呕吐概述

呕吐是指胃失和降，气逆于上，胃内食物经食管口腔吐出的一种病症。古代医家认为呕吐有别，"有物有声谓之呕，有物无声谓之吐，无物有声为干呕"，但"呕"与"吐"通常同时发生，很难分开，所以并称为呕吐。现代医学认为，呕吐是一种小儿食管、胃肠道蠕动加快并同时伴有腹肌强力痉挛和收缩的现象，会迫使小儿食管和胃的内容物从口和鼻排出。呕吐是疾病的一种表现，是一个症状，而不是一种独立的疾病。常见原因有喂养不当、胃肠疾病、饱食误食等。

中医认为，脾胃为后天之本，主运化水谷精微，为气血生化之源，而小儿"脾常不足"，脾胃功能薄弱，稍有饮食不节、饥饱不适，易损伤脾胃，导致脾胃功能的紊乱，发生呕吐。

通过推拿的方式可改善小儿脾胃功能，从而缓解呕吐的症状。

第二节 推拿手法

一、颈项部穴位操作

下推天柱骨

部位：为颈部后发际正中至大椎穴的一段，呈一直线。

操作：用食指、中指二指从上至下直推，均以皮肤潮红为度，一般操作约50次。

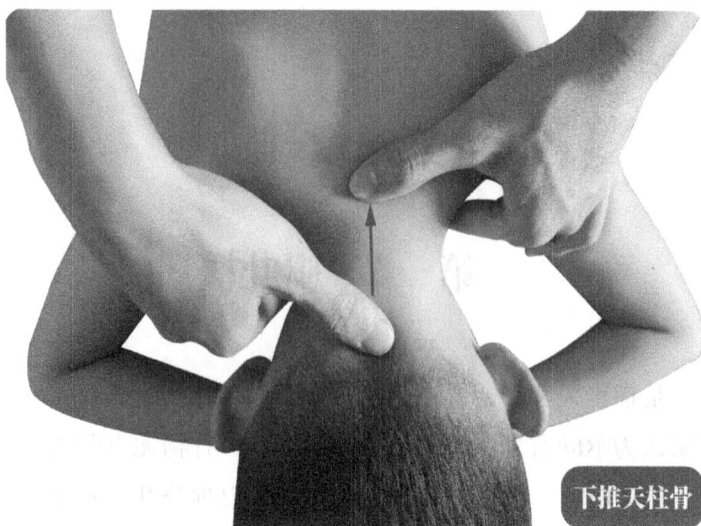

下推天柱骨

二、上肢部穴位操作

1. 清脾经

部位：位于拇指桡侧赤白肉际处，范围为由指根到指尖。

操作：由指根推至指尖为清脾经，一般操作约 100 次。

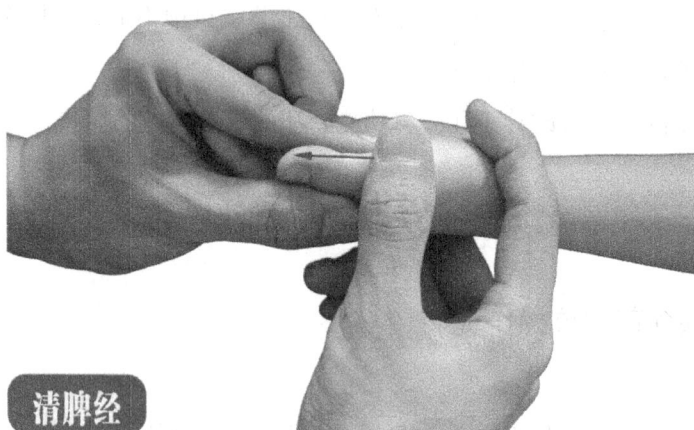

清脾经

2. 清胃经

部位：位于拇指第一掌骨桡侧缘赤白肉际处。

操作：由腕横纹推至拇指根为清胃经，一般操作约 100 次。

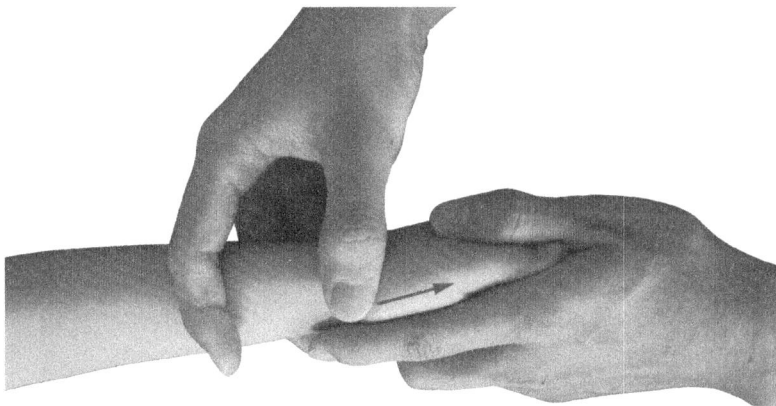

清胃经

3. 揉板门

部位：为手掌大鱼际平面。

操作：大拇指指肚旋揉，一般操作 150 ～ 300 次。

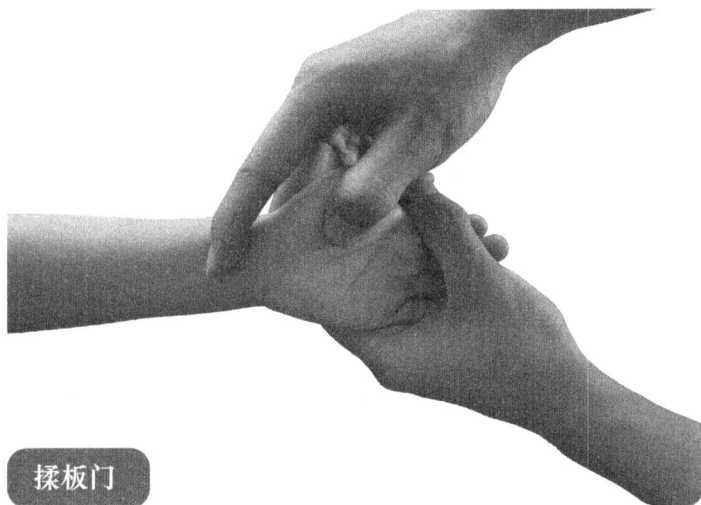

揉板门

4. 搓四横纹

部位：位于食指、中指、无名指、小指指根处。

操作：用大拇指桡侧，来回搓推，一般操作约 50 次。

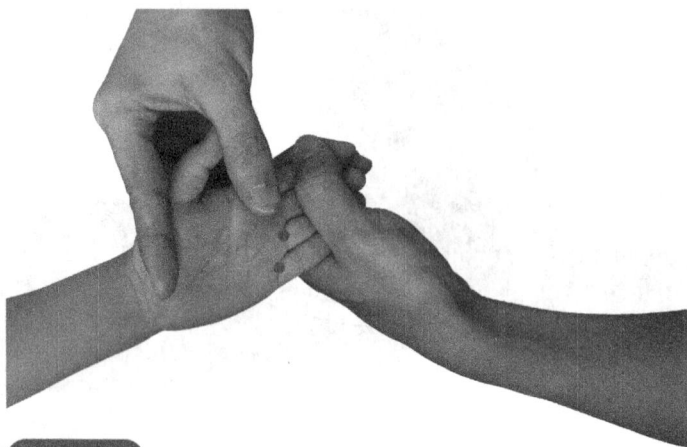

搓四横纹

5. 运水入胃

部位：自小指尖经小指根、小鱼际，到大鱼际赤白肉际处。

操作：用大拇指指腹运推，一般操作约 50 次。

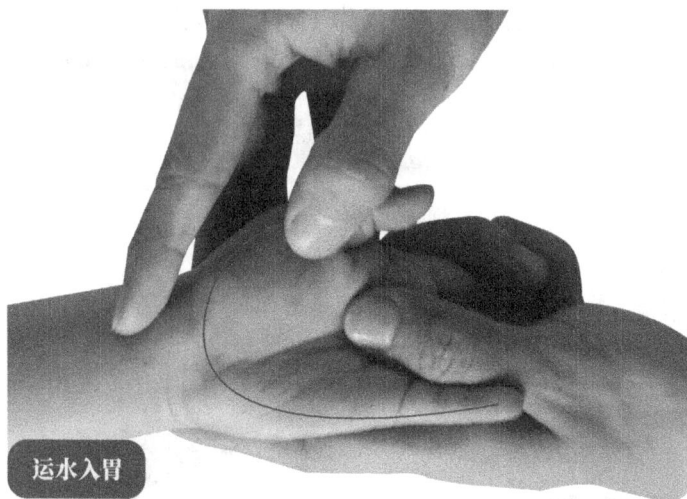

运水入胃

6. 揉内关

部位：位于腕横纹中点上 2 寸处。

操作：用大拇指指腹揉，一般操作 150 ~ 300 次。

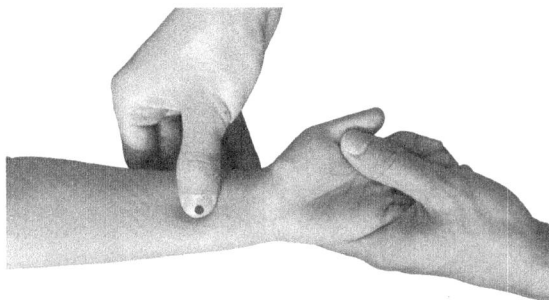

揉内关

三、胸背部穴位操作

1. 开璇玑

部位：位于第一肋间隙，前正中线旁开 2 寸处，或第二肋间隙，前正中线旁开 2 寸处，或第三肋间隙，前正中线旁开 2 寸处，或第四肋间隙，前正中线旁开 2 寸处，或第五肋间隙，前正中线旁开 2 寸处。

操作：用大拇指桡侧，从第一肋间隙至第五肋间隙，从上到下分推，一般操作约 20 次。

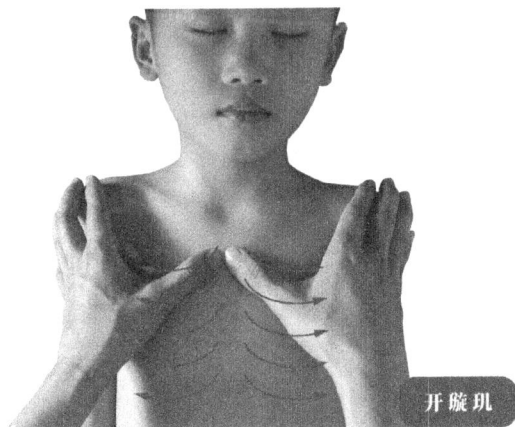

开璇玑

2. 揉中脘

部位：腹部前正中线上，肚脐上 4 寸。

操作：用食指、中指、无名指、小指（所有指腹）摩揉，一般操作约 50 次。

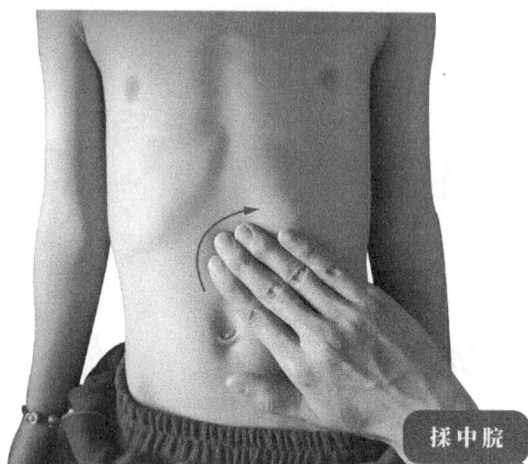

揉中脘

3. 顺摩腹

部位：整个腹部。

操作：以肚脐为中心，用手掌心顺时针旋转摩揉，一般操作约 50 次。

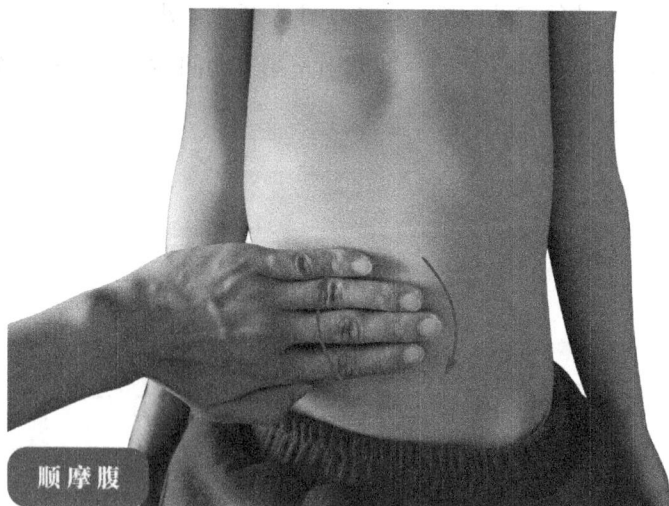

顺摩腹

四、腰背部穴位操作

倒捏脊

部位：指后背正中的整个脊柱，从大椎至长强穴（尾骨端与肛门连线的中点）的一条直线。

操作：小儿俯卧，操作者拇指桡侧顶住脊柱皮肤，食指、中指按于前，三指同时提捏皮肤，沿脊柱方向，由上向下双手交替捻动向后，至皮肤微微潮红为度。

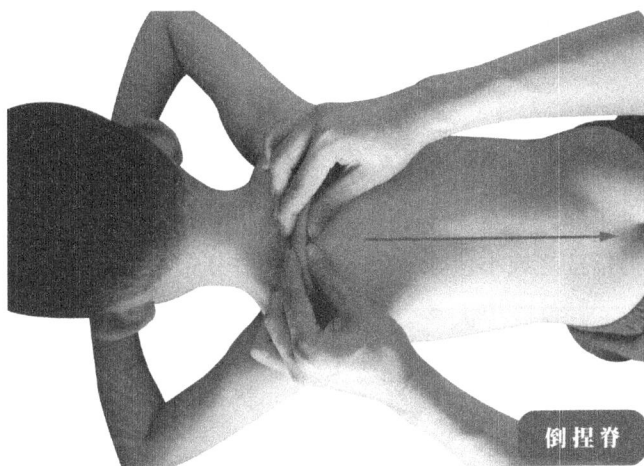

倒捏脊

五、下肢部穴位操作

1. 搓擦足三里

部位：在小腿外侧，外膝眼下 3 寸处。

操作：用手掌上下搓擦，一般操作 150 ～ 300 次。

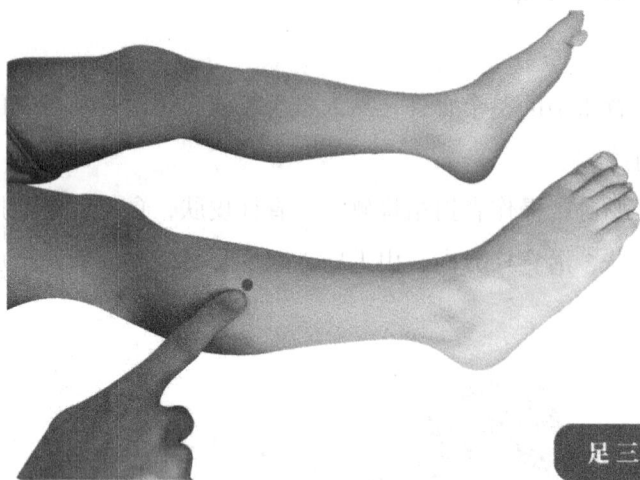

足三里

2. 搓擦涌泉

部位：位于前脚掌人字窝凹陷处。

操作：拇指按之或小鱼际搓擦，一般操作 150 ~ 300 次。

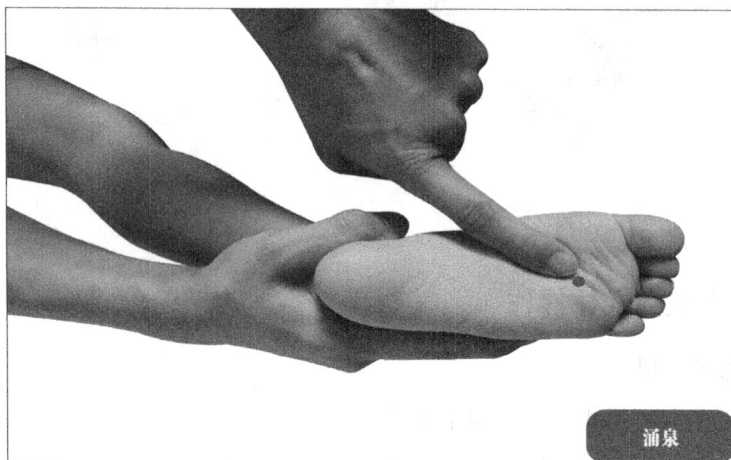

涌泉

六、注意事项与家庭护理

（1）预防小儿呕吐的发生。

不要让小儿一次吃得过饱，或喂养过度。注意饮食清洁卫生。注意天气变化，及时增减衣服，防止受凉。

（2）小儿呕吐后的护理。

给小儿多喝水，少量多次，保持饮水量充足，防止脱水。饮食宜清淡，给予易消化、富含营养的食品，避免生冷或过咸、过甜、辛辣的食物，食材加工尽量以蒸煮为主，不要油炸、煎烩，忌食腥荤。呕吐发生时，需要给小儿采取侧卧或者半坐的体位，防止因为呕吐发生窒息。时刻保持小儿口腔的清洁。小儿若发生持续性的呕吐，除了适时补充电解质和水分外，应注意观察小儿有无出现脱水症状，如出现无呼吸、心跳加快、欲哭无泪、尿少或出现喷射状呕吐时，应尽快就医。

七、家庭食疗

1. 橘姜饮

【组成】生姜 60g, 橘皮 30g。

【制法与用法】以水四碗，煎至一碗半，取一盏，通口并服。

【功效】生姜止呕。生姜之辛温，入肺则发散风寒，逐邪解表；入脾胃则温中益脾胃，脾胃之气温和健运，则湿气自去，呕吐得以缓解，为君药。橘皮辛苦而温，气味芳香，苦以燥湿，芳香以化湿，性温以化寒湿。

2. 蔗汁蜂蜜饮

【组成】甘蔗汁 50mL，蜂蜜 30g。

【制法与用法】2 种混合拌匀，每日早晚各 1 次。

【功效】和胃消食。主治反胃呕吐，胃热口苦，食欲不振。

第五章 汗证

第一节 汗证概述

汗证即小儿在安静状态下、适宜温度中，全身或局部出汗过多，甚至大汗淋漓的一种不正常出汗的病证，多发生于 5 岁以下小儿。

从中医的角度来看，本病多因先天禀赋不足、后天调护失宜、五脏失养等而致阴阳失调、腠理不固，阳气蒸发津液从汗孔排出。

小儿是纯阳之体，阳气旺盛，在日常生活中较成人更容易出汗，不属于病态。

小儿病理性出汗分为自汗和盗汗。睡中出汗，醒时汗止者，称为盗汗；不分昼夜，无故出汗者，称为自汗。

小儿汗多，若未能及时擦拭，容易着凉，造成呼吸道感染。

本病的治则应从虚实论治，虚则补之，实则泻之出发。而从推拿的角度，无论虚实，选择正确的穴位来激发人体自身的防病调病的功能才是重中之重！

第二节 推拿方法

一、头面部穴位操作

揉百会

部位：位于后发际正中上 7 寸，在两耳间之上、头顶正中。

操作：以食指、中指、无名指三指并拢揉百会，一般操作约 100 次。

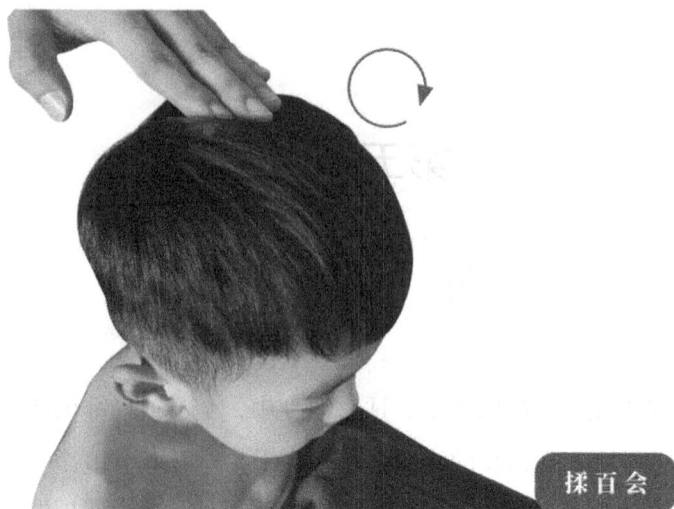

揉百会

二、上肢部穴位操作

1.揉二马

部位：在第4、第5掌骨指缝间，正对内八卦兑宫。

操作：揉法。用拇指指腹揉，一般操作约300次。

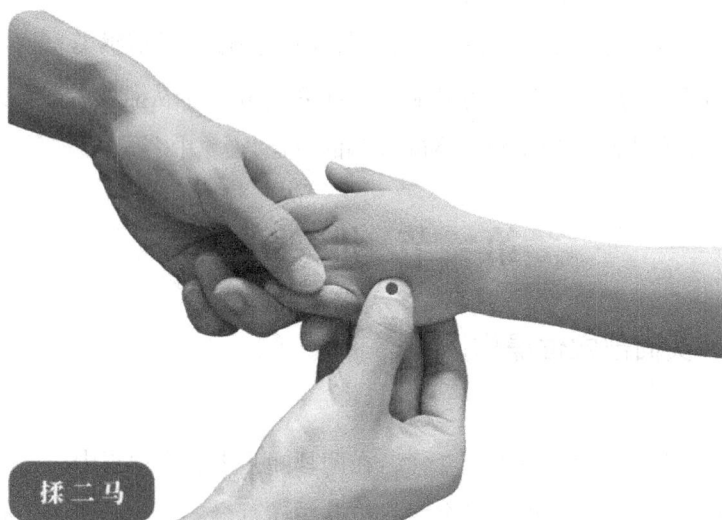

揉二马

2. 补脾经

部位：位于拇指桡侧赤白肉际处，范围为由指根到指尖。

操作：以拇指桡侧由指尖推至指根，一般操作约 300 次。

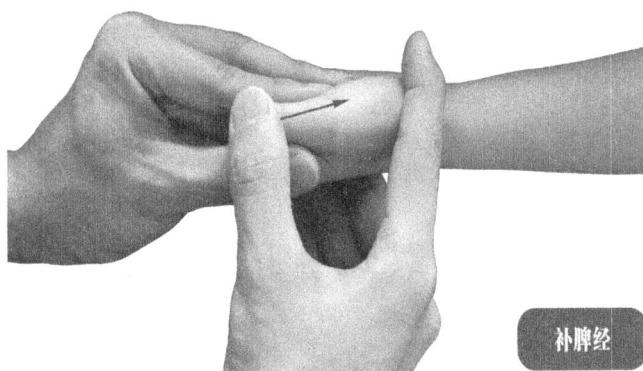

补脾经

3. 补肾经

部位：位于小指指面，范围为由指根至指尖。

操作：用拇指指腹由指根推至指尖，一般操作约 300 次。

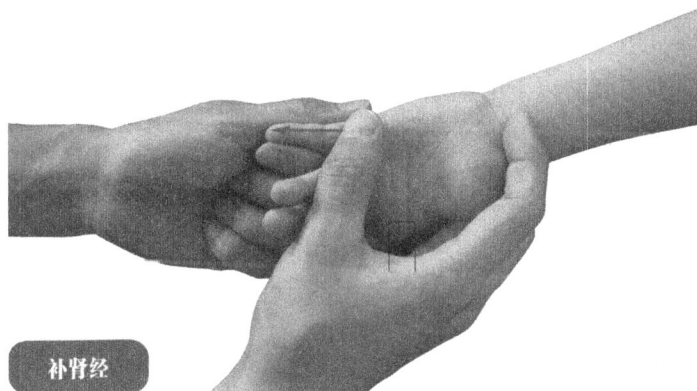

补肾经

4. 虎口入天门

部位：位于拇指尺侧，由指尖至虎口，呈一直线。

操作：由拇指从指尖推至虎口，一般操作约 300 次。

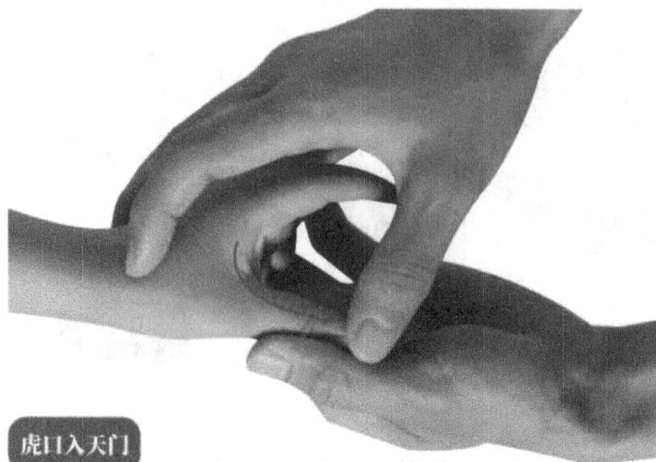

虎口入天门

三、胸腹部穴位操作

1. 搓擦丹田

部位：多指肚脐以下的整个小腹部。

操作：手掌横擦令其发热，一般操作约 2 分钟。

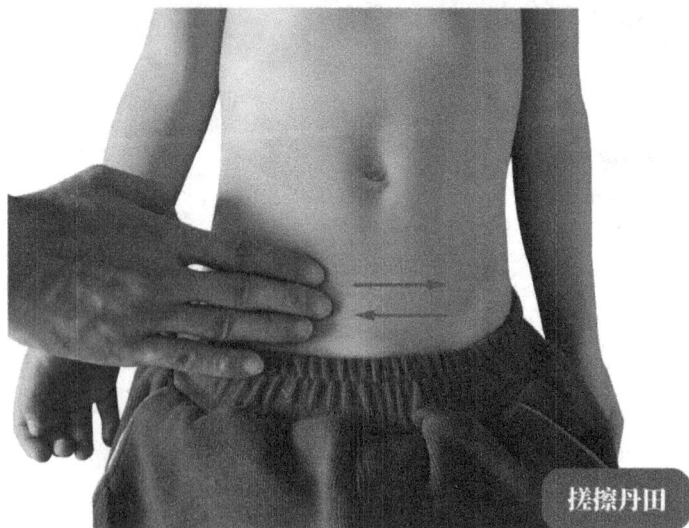

搓擦丹田

2. 摩腹

部位：整个腹部。

操作：以全掌或掌根置于腹部揉或者摩，一般操作约 2 分钟。

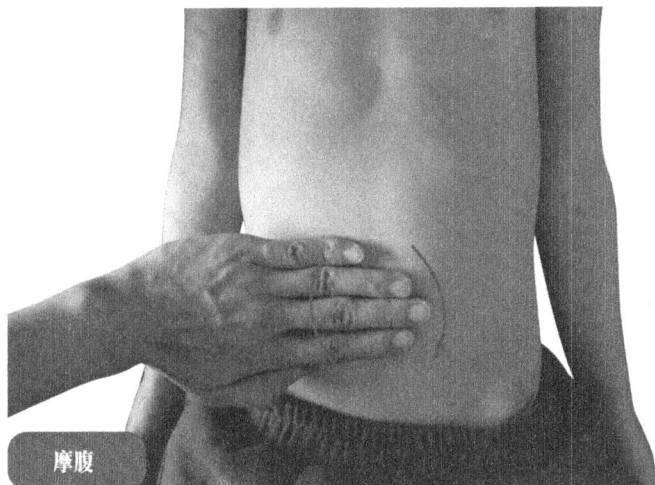

摩腹

四、腰背部穴位操作

1. 搓擦命门

部位：位于腰部第 2 腰椎棘突下凹陷处（简便找法：肚脐正对腰背部的位置即为命门）。

操作：手掌搓擦，一般操作约 3 分钟。

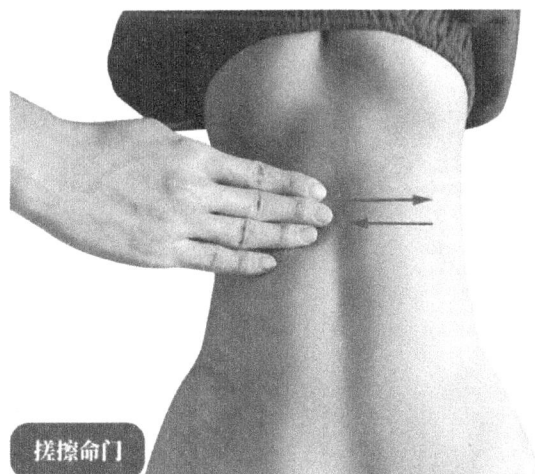

搓擦命门

2. 正捏脊

部位：指后背正中，整个脊柱，从大椎至长强呈一直线。

操作：手指捏提脊柱，从龟尾捏至大椎。

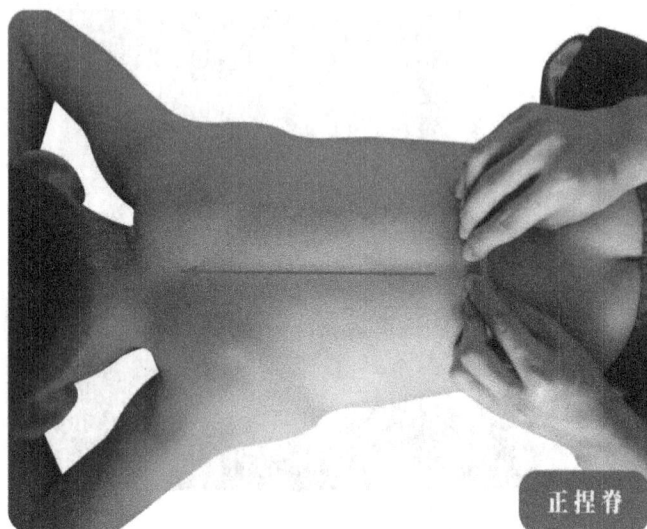

正捏脊

五、下肢部穴位操作

揉三阴交

部位：位于内踝直上 3 寸，胫骨后缘凹陷处，左右腿各一。

操作：手掌横擦令其发热，一般操作约 2 分钟。

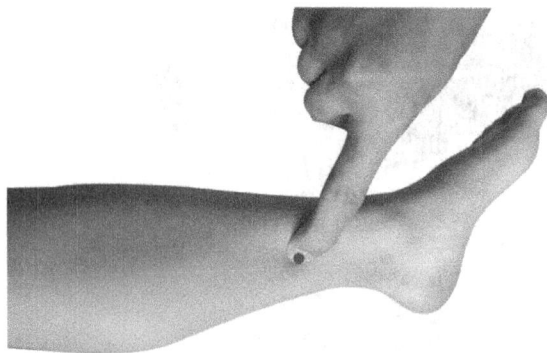

揉三阴交

六、注意事项与家庭护理

（1）汗证是小儿常见病之一，操作手法要偏于轻柔。

（2）肾气不足是小儿汗证最根本的原因，除了手法的调理之外，我们还要重视食补，可以多吃一些黑色的食物，如黑米、黑豆、黑芝麻等。

（3）要注意情志上的管控，因汗症的孩子多为肾气不足，容易受到惊吓，所以尽量保持一个平稳的心态。

（4）如出现大汗淋漓不止，精神萎靡，四肢厥冷，应及时就医。

七、家庭食疗

浮小麦饮

【组成】浮小麦 15 ~ 30g，红枣 10g。

【制法与用法】将浮小麦、红枣洗净放入砂锅，加适水量，煎汤后多次分服。或者将浮小麦炒香后研为细末，每次取 2 ~ 3g，用枣汤或米饮送服，每日 2 ~ 3 次。

【功效】固表止汗，养血安神。对自汗、盗汗均有良好的疗效。

第六章 便秘

第一节 便秘概述

便秘是指大便秘结不通，排便次数减少或间隔时间延长，或便意频而大便艰涩排出困难的病症。

中医认为小儿为纯阳之体，易患热性病症，加之现在生活条件越来越好，小儿的饮食越来越偏向高热量、高蛋白、高脂肪、低纤维的食物，致使小儿消化功能下降，食物在肠道停留时间变长，产生内热，出现便秘的问题。

经常便秘的孩子容易积食，导致食欲下降，腹胀；大便干硬堆积，排便困难，易出现肛裂；大便长时间停留在肠道，毒素容易被肠道反复吸收，影响肠道正常工作，降低孩子的免疫力。

推拿操作以消食导滞，润肠通便为主。选用的穴位以腹部为主，配合上肢与通便有关的穴位。

第二节 推拿手法

一、上肢部穴位操作

1.补脾经

部位：位于拇指桡侧赤白肉际处，范围为由指根到指尖。

操作：一手抓住小儿拇指，由另一手拇指指面或外侧由指尖推至指根约300次。

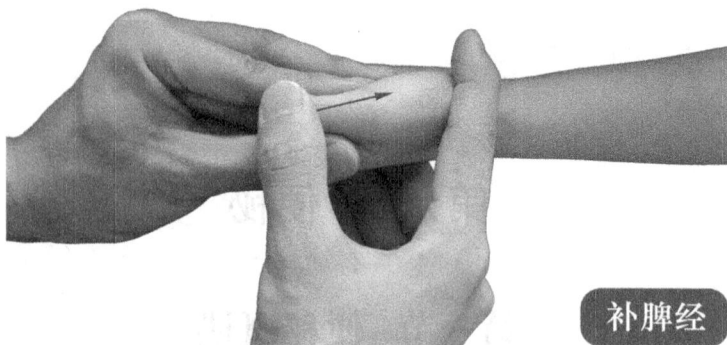

补脾经

2. 运水入土

部位：起于小指指尖，经小鱼际、大鱼际至拇指外侧指尖处。

操作：一手抓住小儿小指，用另一手拇指指面或外侧缘由小指指尖推至小鱼际、大鱼际，最后至拇指外侧指尖，一般操作 150 ～ 300 次。

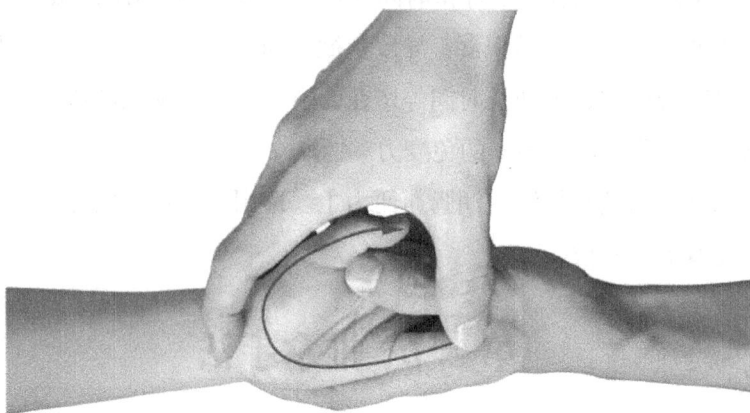

运水入土

3. 清大肠

部位：位于食指桡侧，由指根至指尖呈一直线。

操作：一手抓住小儿食指，露出食指桡侧缘，用另一手拇指指面或外侧缘沿食指指根推至指尖，一般操作约 300 次。

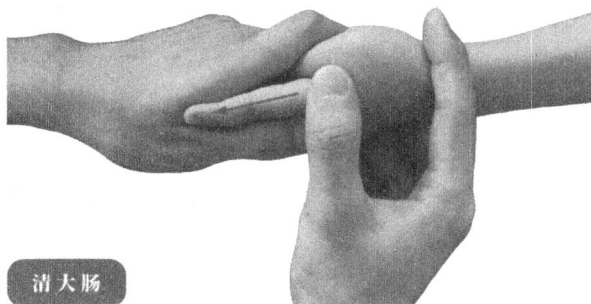

清大肠

二、腰腹部穴位操作

1. 拿腹

部位：由肚脐至耻骨处。

操作：让宝宝躺在床上，用一手食指、中指、无名指与小指放在腹部（对侧），另一手拇指放在腹部（己侧），两手同时向中部推进，并将腹部提起。重复操作 5 ～ 10 次。

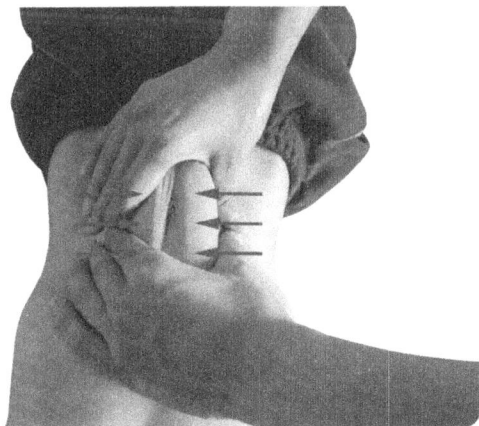

拿腹

2.按揉天枢

部位：位于肚脐旁开 2 寸处，左右侧各一。

操作：让宝宝躺在床上，用两拇指放于两侧穴位上按揉，一般操作
150 ~ 300 次。

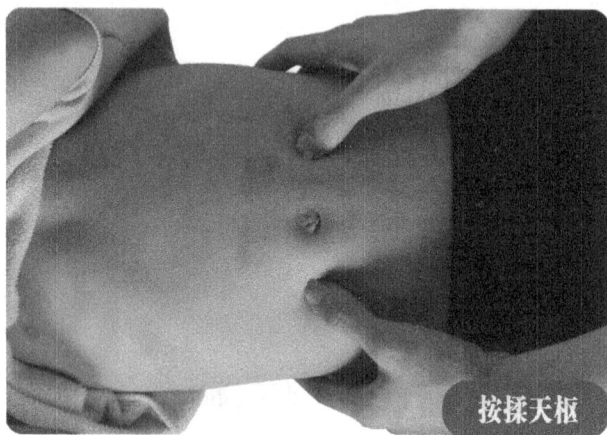

按揉天枢

3.下推七节骨

部位：从第 4 腰椎棘突至尾骨尖，呈一直线。

操作：让宝宝趴在床上，用两拇指蘸推拿油，自上而下交替推，一般操
作约 100 次。

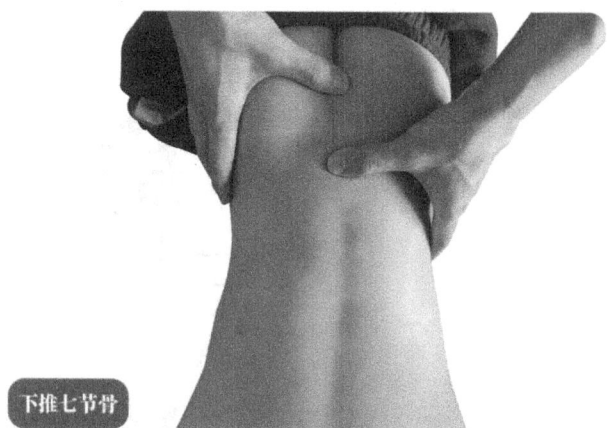

下推七节骨

4. 按揉龟尾

部位：位于尾椎骨末端。

操作：让宝宝趴在床上，用拇指或食指按揉，一般操作约 100 次。

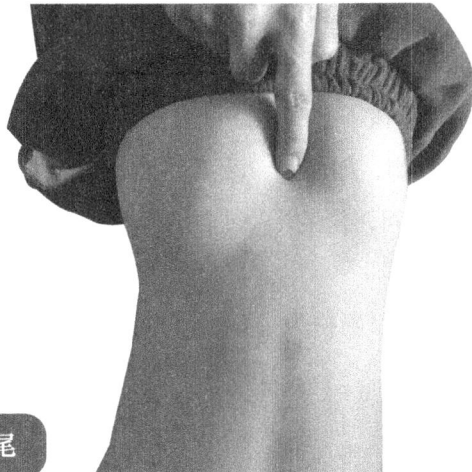

按揉龟尾

5. 扣打八髎

部位：在腰骶部的骶骨上骶后孔部位。

操作：空心掌或轻微握拳缓缓扣打，一般操作 30 ~ 50 次。

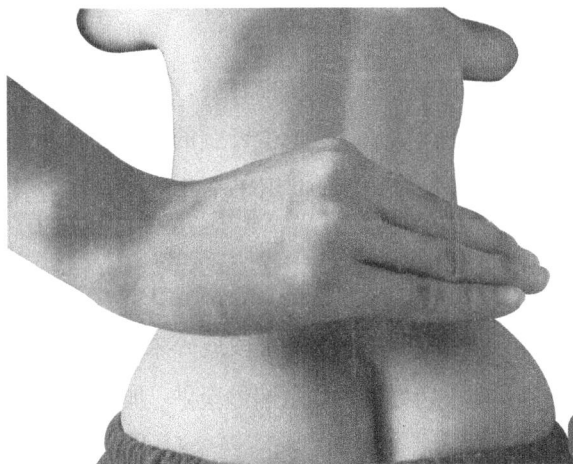

扣打八髎

三、注意事项及家庭护理

（1）每日操作1～2次，每次20～30分钟。

（2）揉腹时不可在宝宝过饥、过饱或憋尿的时候进行。

（3）平时要让孩子多喝水，饮食不要过于精细，应以粥、菜类为主，适当吃些粗纤维食物，如芹菜、菠菜、火龙果、香蕉等。

（4）在便秘期间，不宜摄入过多的肉类，因为肉类不易消化且易生内热，增加肠胃负担。

（5）如果宝宝以奶粉为主食，可适量增加水的摄入，以降低热量，增加代谢。

四、家庭食疗

1. 白薯汁

【组成】白薯适量。

【制法与用法】白薯适量。将白薯洗干净，用粉碎机或榨汁机压榨出汁，每日早晨空腹及午餐前服用半杯。

【功效】和胃健脾，通腑润肠。白薯又称甘薯，含有蛋白质、脂肪、碳水化合物、钙、磷、铁及多种维生素等，是老少皆宜的健身长寿食品。甘薯中还含有大量的纤维素，能防治便秘。此汁适用于小儿长期便秘者。

2. 炒蕹菜（空心菜）

【组成】蕹菜100g，植物油、精盐各适量，味精少许。

【制法与用法】将蕹菜择洗干净，切成小段或碎末。炒锅置火上，放入少许植物油，烧至七成热，放入切好的蕹菜，煸炒至熟，加入少许精盐、味精，即可装盘，食用。

【功效】滑窍利腑，清热通便。蕹菜又名空心菜，含胰岛素成分、游离氨基酸及蛋白质、糖类、粗纤维、钙、铁、磷及多种维生素。其所含有的膳食纤维有利于通便。

第七章 腹泻

第一节 腹泻概述

小儿腹泻是由多种病原、多种因素引起的以大便次数增多和大便性状改变为特点的消化道症状。临床常伴有口臭、腹胀、腹痛、恶心、呕吐、矢气等症状。

腹泻在一年四季均可发生，在夏秋季节多见；腹泻会导致水分丢失，慢性腹泻长期不愈会损伤脾胃，导致严重的营养不良。此外，腹泻严重时还可引起脱水、电解质紊乱，甚至危及生命。

腹泻的常见原因有以下3点：

（1）中医认为感受外邪是导致腹泻的重要因素。脾脏不足是小儿的生理特点，小儿脏腑柔嫩，冷暖不能自调，容易受到外邪入侵引起腹泻；小儿生机蓬勃，生长发育迅速，对于营养物质的需求又相对较多，脾胃负担重，如饮食稍有不洁（节），寒热稍有不均，皆可引起腹泻。

（2）西医认为，腹泻的发生与肠道内病毒、细菌或其他真菌感染有关，是造成婴幼儿营养不良、生长发育障碍的原因之一。婴幼儿消化道系统发育不完善，胃酸和消化酶分泌少，酶的活性低，消化系统不能适应食物质和量的较大变化。

（3）人工喂养的婴幼儿较母乳喂养的婴幼儿更容易发生腹泻。腹泻是我国重点防治的小儿常见病，因此在生活中，家长要引起重视。

第二节 推拿手法

一、上肢部穴位操作

1.补（清）脾经

部位：在拇指桡侧赤白肉际处，范围为由指根到指尖。

　　操作：由指尖推至指根为补脾经（适用于虚寒腹泻，症状为经常反复发作，大便清稀多沫、色淡黄、不臭，舌苔白腻或薄白），一般操作约300次。由指根推至指尖为清脾经（适用于实热腹泻，症状为热臭，伴身热，口渴，小便黄赤，肛门灼热疼痛，舌苔黄腻或腹痛腹胀，泄前哭闹，泻后痛减，大便量多、味酸臭，口臭，夜卧不安，苔厚或黄腻），一般操作约300次。

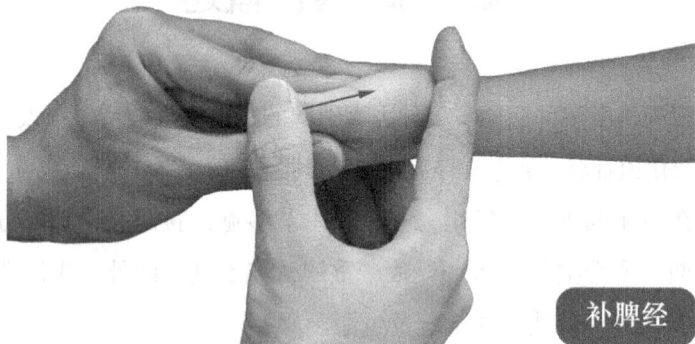

补脾经

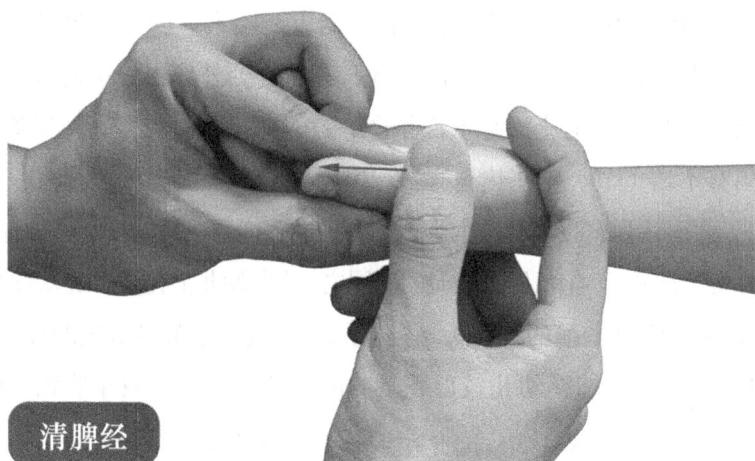

清脾经

2. 清胃经

部位：位于拇指第一掌骨桡侧缘赤白肉际处。

操作：由腕横纹推至拇指根为清胃经，一般操作约 300 次。

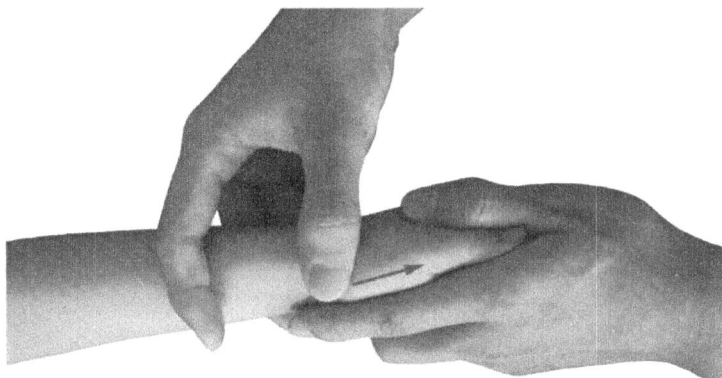

清胃经

3. 揉板门

部位：位于手掌大鱼际平面中点，拇指根下平肉处，内有筋头。

操作：拇指指腹置于大鱼际平面中点处揉动，一般操作约 300 次。

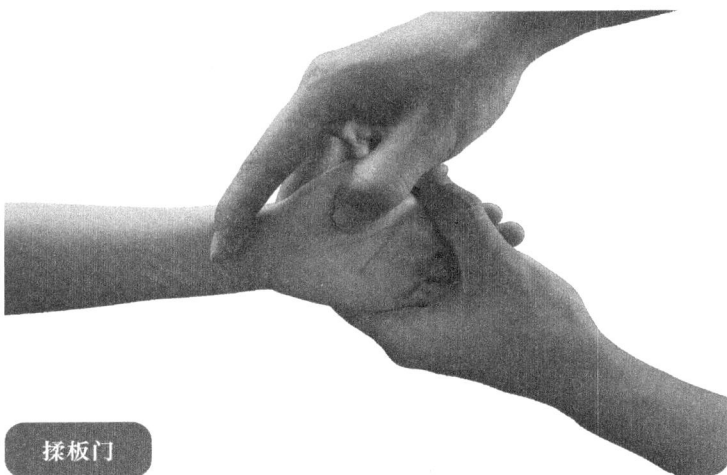

揉板门

4. 补（清）大肠经

部位：指食指桡侧，由指尖至指根的一条直线。

操作：补大肠经，由指尖推至虎口（适用于虚寒腹泻）；清大肠经，由指根推至指尖（适用于湿热腹泻）。一般操作约 300 次。

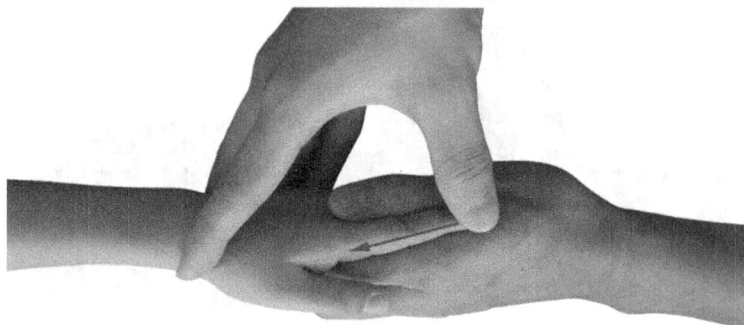

补大肠经

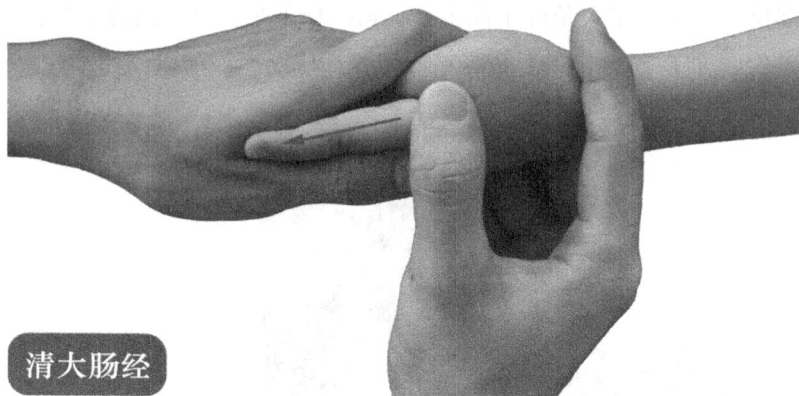

清大肠经

二、胸腹部穴位操作

1. 摩腹

部位：指整个腹部。

操作：手掌贴于腹部皮肤，圆形轨迹运动（虚寒腹泻，逆摩腹）3～5分钟，以局部皮肤发红为度。

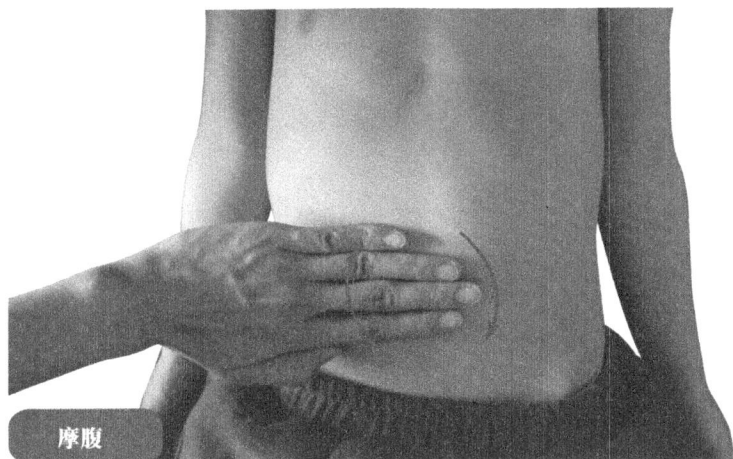

摩腹

2. 揉神阙

部位：位于肚脐。

操作：手掌放于肚脐揉动（湿热腹泻，顺揉；虚寒腹泻，逆揉），一般操作约50次。

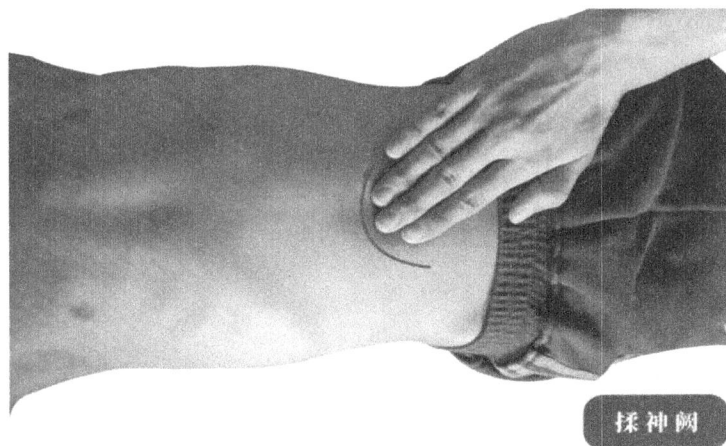

揉神阙

三、腰背部穴位操作

1. 揉龟尾

部位：在尾椎骨末端。

操作：拇指或中指指腹点揉龟尾，一般操作 100 次左右。

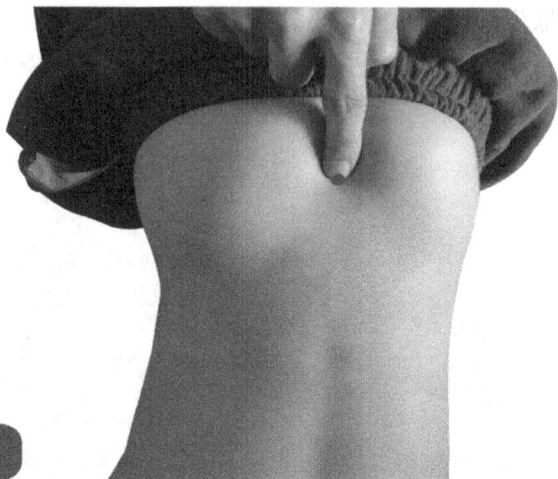

揉龟尾

2. 上推七节骨

部位：指第 4 腰椎棘突至尾骨尖的一条直线。

操作：用两拇指或掌根蘸推拿油推七节骨（湿热腹泻，下推；虚寒腹泻，上推），一般操作约 100 次。

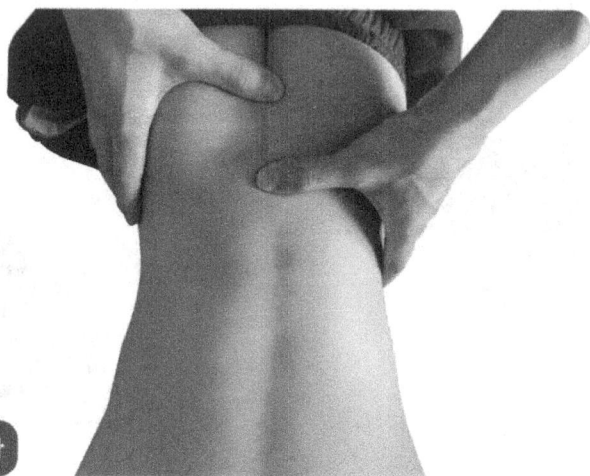

上推七节骨

四、下肢部穴位操作

揉足三里

部位：在小腿的前外侧，外膝眼下 3 寸，距胫骨前缘一横指。

操作：用拇指或中指指腹点揉足三里，或用拇指指腹上下擦之令其发热发红为度。

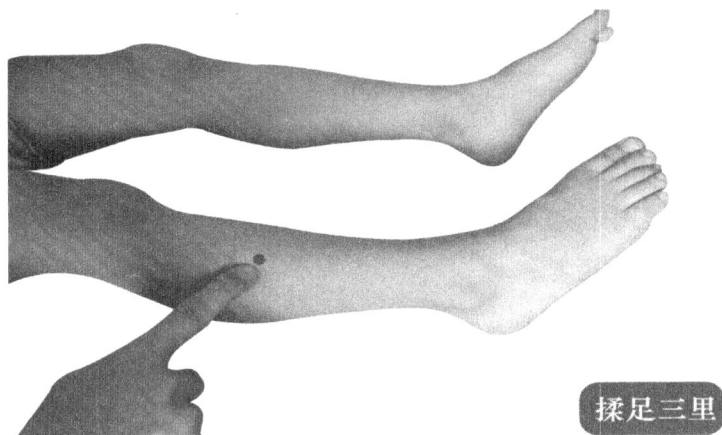

揉足三里

五、注意事项及家庭护理

（1）推拿虽可以调理婴幼儿腹泻，但仅限于因胃肠消化功能紊乱而致的腹泻。当婴幼儿腹泻严重，伴有呕吐、发烧、口渴、口唇发干、尿少或无尿、眼窝下陷、前囟门下陷、婴幼儿短期内消瘦、皮肤"发蔫"、哭而无泪时，说明已经引起脱水，应及时送医。

（2）为预防婴幼儿腹泻出现脱水，及时补充津液是关键，可以适当补充淡盐水。

（3）对肠道感染引起的菌痢，应首先给予抗生素治疗，推拿可作为辅助的调理手段。

（4）应注意合理喂养，哺乳或喂食尽可能做到定时定量，添加辅食不宜太早，品种不宜太多。

（5）注意气候变化，及时增减衣服；注意饮食卫生，食品应新鲜、清洁，凡变质的食物均不可喂养小儿，食具也必须消毒。

（6）提倡母乳喂养，尤其是出生最初数月内应母乳喂养。母乳最适合婴儿的营养需求和消化能力。

（7）平时多带孩子到户外活动，提高适应自然环境的能力，以增强宝宝的体质。

六、家庭食疗方

1. 姜糖饮

【组成】鲜姜 15g，红糖 30g。

【制法与用法】将鲜姜打碎或切细，加入红糖，用开水冲服。

【功效】温中祛寒，适宜于腹部受寒或过食生冷而致大便溏稀、臭味不堪、腹痛喜温的寒泻者。

2. 香菇汤

【组成】香菇 6 ~ 8 朵，食盐少许。

【制法与用法】将香菇洗净（若基部带有菌木，不必洗掉，保留效果更好），加水两碗，用砂锅煎煮至 1 小碗，加少许食盐服用。1 次服下，每日 2 次，一般服 2 次见效，3 次病愈。

【功效】适用于 10 ~ 12 个月宝宝，香菇具有高蛋白、低脂肪、多糖、多种氨基酸和多种维生素等营养，有止泻功效。

第八章 扁桃体肿大

第一节 扁桃体肿大概述

扁桃体肿大，中医又称"乳蛾"，是由于体内肺胃积热，或外感风热，内热和外邪相搏，热不透达，上蒸于咽喉，热毒腐肉为脓，导致扁桃体出现肿大、充血并伴有咽喉疼痛或异物感的病症。

现代医学认为扁桃体是一个免疫器官，身体受病毒或细菌感染时，会引起扁桃体发炎、肿大，甚至化脓。扁桃体发炎分为急性和慢性，急性扁桃体炎常见喉咙痛，或伴全身不适、畏寒、发热、四肢疼痛等，慢性扁桃体炎常有咽干、异物感、发痒、刺激性咳嗽、口臭等症状。急性扁桃体发炎迁延不愈，会引起慢性扁桃体肿大。

在日常生活中，饮食不节，食用大量高热量、高蛋白、高脂肪食物，致使脾胃运化不良，积热过剩，也会造成扁桃体肿大。

中医认为，咽喉红肿热痛属于热证，所以治疗方法以清热利咽为调理原则。

第二节 推拿手法

一、头面部穴位操作

1.提捏天突

部位：天突穴位于下颈部正中线与胸骨上窝交叉位置上方凹陷处。

操作：将右手大拇指、食指弯曲，轻轻捏起天突穴部位，然后放下，如此循环提捏至皮肤微微出痧，一般操作 30 ~ 50 次。在两手指提捏穴位时，两手指所夹位置要大面积拿捏，不能只捏一点皮肤。

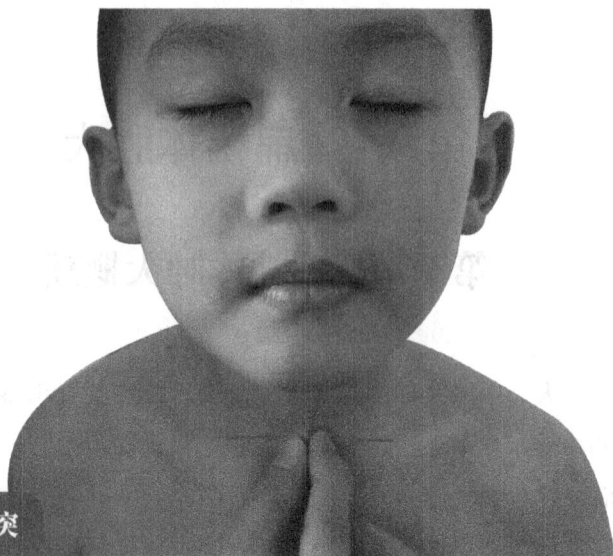

提捏天突

2. 下推天柱骨

部位：指颈后发际正中至大椎的一条直线。

操作：用双手大拇指指面交替沿颈部后发际线，自上而下轻推至皮肤微微发红。

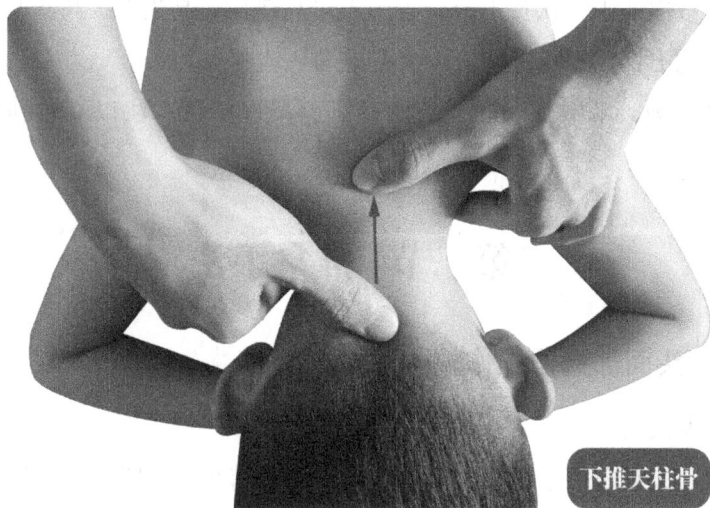

下推天柱骨

二、上肢部穴位操作

1. 推六腑

部位：六腑是一个线形穴位，位于前臂尺侧（单臂伸平，小拇指一侧）由肘至腕为六腑。

操作：推六腑手法为直推法，一手抓住小儿左手，另一手张开，用食指的桡侧从胳膊肘往手腕方向直推至皮肤微微发红，一般操作约200次。

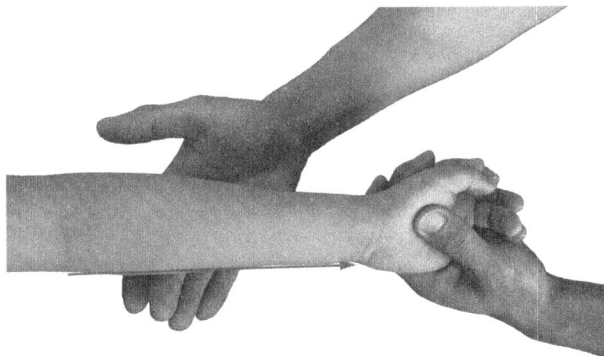

推六腑

2. 揉板门

部位：在手掌大鱼际平面中点、拇指根下平肉处，内有筋头。

操作：拇指指腹置于大鱼际平面中点处揉动，一般操作约300次。

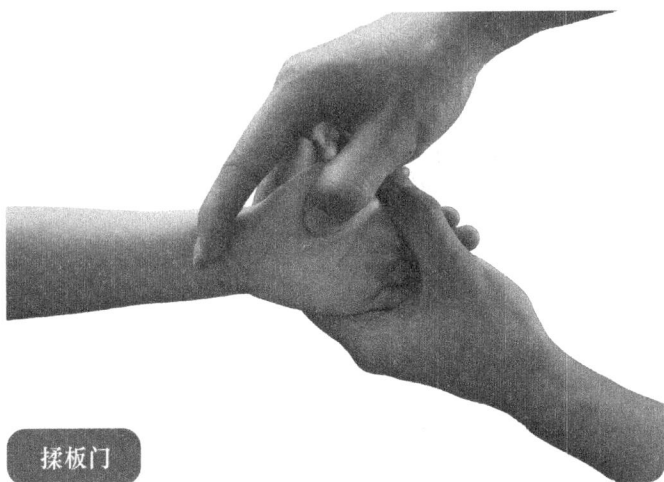

揉板门

3. 天门入虎口

部位：在拇指的内侧，从指尖到虎口。

操作：用左手抓住小儿左手拇指，自己的拇指与小儿的拇指相对，用右手拇指指腹由指尖推至虎口，一般操作 50 ～ 100 次。

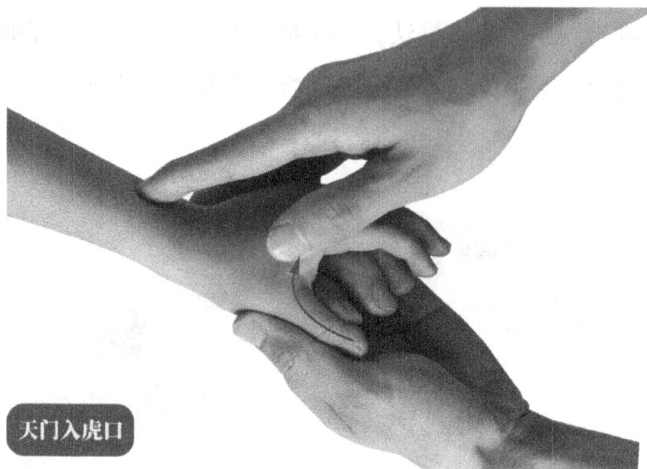

天门入虎口

三、腰背部穴位操作

1. 提捏大椎

部位：大椎穴位于第七颈椎棘突下凹陷处（低头后最高的骨头）。

操作：用右手大拇指和食指轻轻提起大椎穴表皮再放下，反复操作至皮肤微微发红即可，一般操作 20 ～ 30 次。

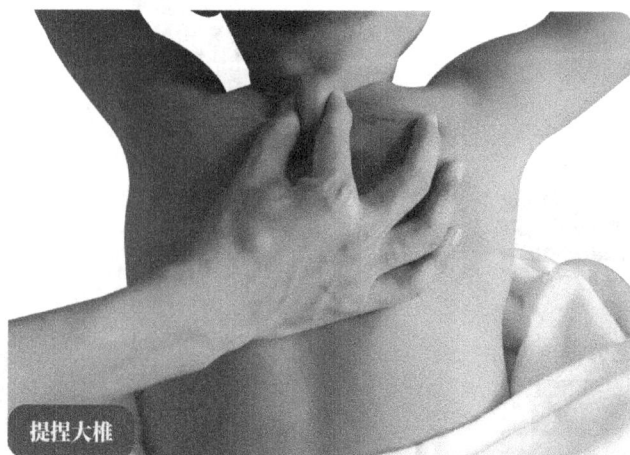

提捏大椎

2. 倒捏脊

部位：脊部位于后背正中，整个脊柱，从大椎至长强呈一直线。

操作：用双手食指、中指、拇指三指轻轻捏提脊柱，从大椎穴部位开始，沿中间脊柱用拇指上推食指提捻，慢慢赶至腰部反复操作（6～9次），捏至皮肤微微发红即可。

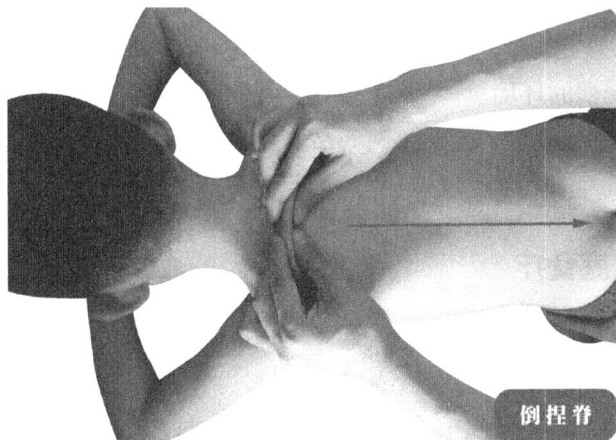

倒捏脊

四、下肢部穴位操作

按涌泉

部位：位于前脚掌人字窝凹陷处。

操作：拇指按之或小鱼际搓擦，一般操作约100次。

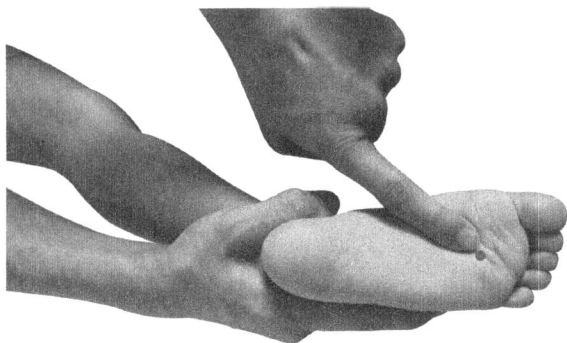

按涌泉

五、注意事项与家庭护理

（1）忌食肥甘厚腻、辛辣上火之物，如牛、羊、鱼肉，巧克力等甜食，油炸食品等。饮食要清淡，多补充水分。

（2）扁桃体肿大容易反复，其原因就在于调理初见成效就放弃调理，这样邪气存留体内不能彻底清除，当正气不足时，邪气就会死灰复燃。

（3）鼓励小儿多休息，保持室内空气流通，避免杂物、尘烟等刺激，给小儿一个无烟的环境。

（4）小儿生病时不宜洗澡，避免受寒感冒，进一步加重病情。

六、家庭食疗

1. 蒲公英橄榄粥

【组成】蒲公英 15g，萝卜 100g，橄榄、粳米各 50g。

【制法与用法】将萝卜、橄榄、蒲公英一起捣碎后用纱布包好，加适量的清水煎煮约 20 分钟，去渣留汤，然后与粳米一起熬煮成粥即可食用。

【功效】清热解毒，消肿利咽。

2. 胖大海菊花茶

【组成】胖大海 10 枚、菊花 30g、麦冬 50g。

【制法与用法】将胖大海、菊花、麦冬分为 10 份后分别装入 10 个茶包之中。每次泡茶时取出 1 袋茶包放入杯中，沸水冲泡，闷 15 分钟后即可饮用，可以反复冲泡。

【功效】清热解毒，泻火利咽。

第九章 食积

第一节 食积概述

　　食积是发生在儿童时期的常见病症，食积的孩子多以长时间厌恶进食，食量下降，甚至拒食为主要特征。食积的孩子还往往伴有胃部、腹部胀满，有口气，大便溏稀或干结，且气味酸臭，睡眠质量不佳等症状。儿童食积可发生于各个季节，夏秋相交，暑湿较重之时更为常见。

　　儿童食积多因喂养不当、饮食结构不合理、饮食不节导致；也可因先天不足，平素脾胃功能虚弱或误用、滥用药物伤及脾胃所致；惊吓、情绪失调有时也会造成食积。

　　一般来说，食积的孩子只要合理喂养和调护多数都会康复，但如果长期得不到纠正就会容易引发其他疾病，导致重度营养不良，严重影响孩子的身高和智力发育。

　　健脾开胃与消食化积是调理儿童食积的基本原则。通过小儿推拿手法可以增强脾胃的运转和消化能力，消除胃肠道内的食物积滞和气血运行不畅的状态。

第二节 推拿手法

一、上肢部穴位操作

1.清脾经

部位：位于拇指桡侧赤白肉际处，范围为由指根到指尖。

操作：操作者用左手食指和拇指捏住小儿拇指，用右手拇指自小儿指根推至指尖，一般操作约300次。

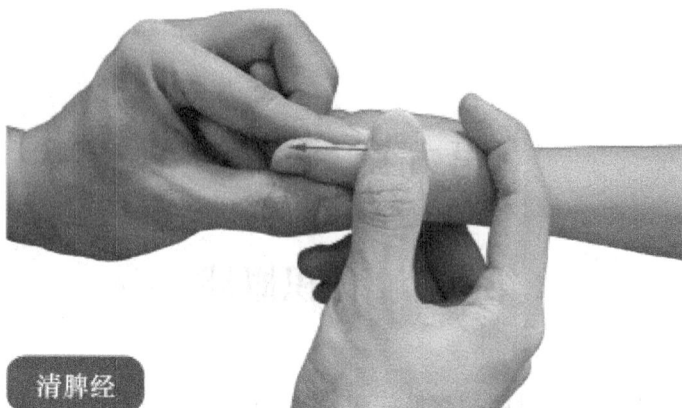

清脾经

2.清胃经

部位：位于拇指第 1 掌骨桡侧缘赤白肉际处。

操作：操作者左手固定住孩子的左手，右手拇指桡侧由孩子左手腕横纹桡侧端推至拇指根，一般操作 150 ～ 300 次。

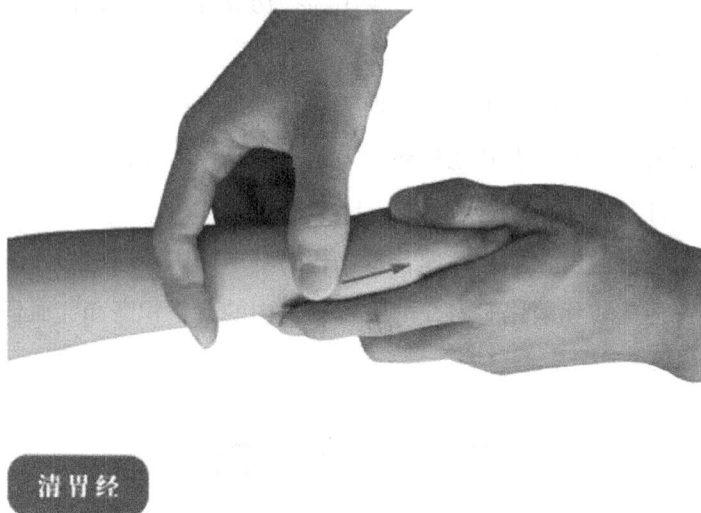

清胃经

3.揉板门

部位：位于手掌大鱼际平面中点、拇指根下平肉处，内有筋头。

操作：拇指按住板门穴适度按揉，一般操作100～150次。

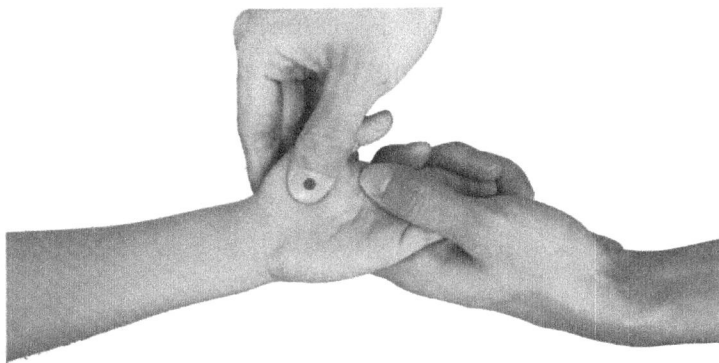

揉板门

4.搓四横纹

部位：位于食指、中指、无名指、小指掌横纹处。

操作：小儿左手除拇指外四指并拢，操作者以拇指指腹从小儿食指掌指相交横纹依次横推向小指，往复搓推，一般操作100～200次。

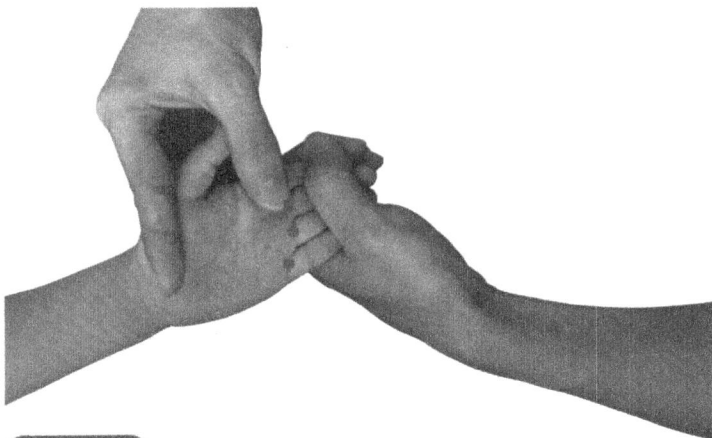

搓四横纹

二、胸腹部穴位操作

1. 揉腹

部位：整个腹部。

操作：操作者右手多指并拢，手掌面平贴腹部皮肤，以肚脐为圆心，顺时针缓缓揉动，一般操作 50 ~ 100 次。

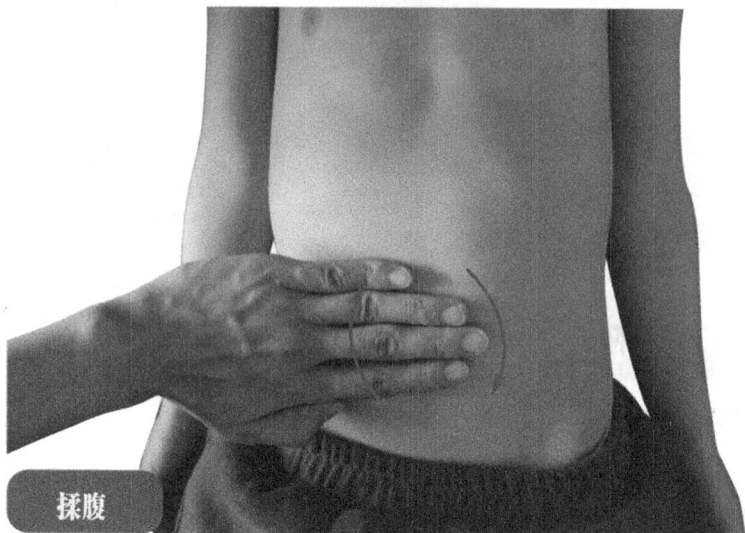

揉腹

2. 揉中脘

部位：位于上腹部，肚脐上 4 寸处。

手法：操作者右手多指并拢，多指指腹揉中脘穴，一般操作 50 ~ 100 次。

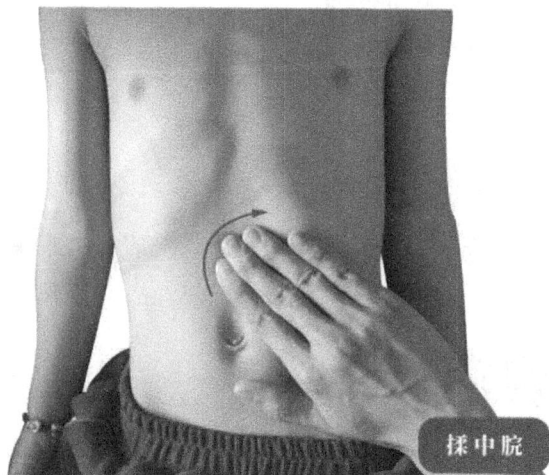

揉中脘

三、腰背部穴位操作

倒捏脊

部位：指后背正中的整个脊柱，从大椎至龟尾的一条直线。

操作：小儿俯卧，操作者拇指桡侧顶住脊柱皮肤，食指、中指按于前，三指同时提捏皮肤，沿脊柱方向，由上向下双手交替捻动向后，至皮肤微微潮红。

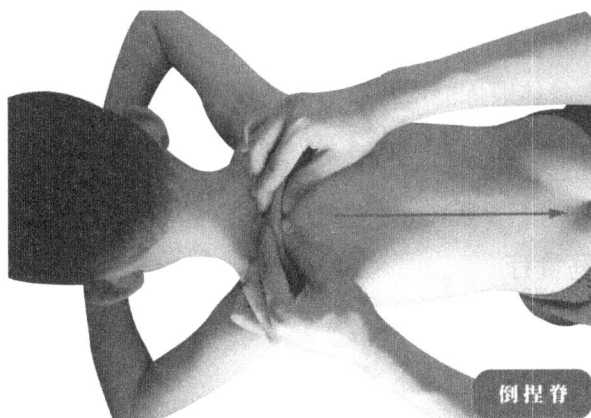

倒捏脊

四、下肢部穴位操作

按揉足三里

部位：位于外膝眼下 3 寸，胫骨外侧约一横指处。

操作：用拇指端按揉，一般操作 200 ~ 300 次。

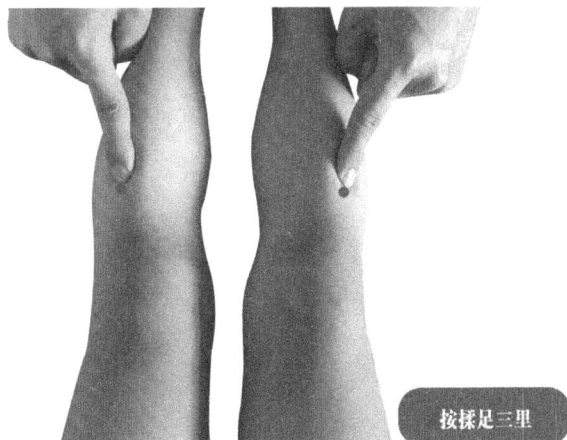

按揉足三里

五、注意事项及家庭护理

（1）"要得小儿安，三分饥和寒"，不要给孩子吃得过饱。食积厌食调理期间饮食要清淡，吃易消化的食物，不吃辛辣、油腻、生冷的食物和水果，禁食零食等高热量食物，多喝水。

（2）食积的小儿可以适当地饿一饿，也可以缓解症状。

（3）不乱加额外的"营养食品"，不要给小儿乱用补药。

（4）加强身体锻炼能增强孩子的消化吸收功能，改善孩子食积、厌食的状态。

六、家庭食疗

1. 陈皮萝卜饮

【组成】陈皮 6g，白萝卜 1 根。

【制法与用法】将材料洗净，萝卜切块，加 3 碗水，萝卜和陈皮同时煮，萝卜煮熟即可食用。

【功效】健脾和胃、理气消胀。

2. 三仙茶

【组成】焦山楂、焦麦芽、焦神曲各 9g。

【制法与用法】所有原料清洗一下，倒入锅中，加适量水，大火烧开转小火煮 30 分钟，代茶饮即可。

【功效】滋阴生津、消食导滞。

第十章 遗尿

第一节 遗尿概述

遗尿又称尿床，通常指 3 岁以上的小儿在睡眠中不自觉地小便自遗，醒后方觉的一种病症，多见于 10 岁以下的儿童。

遗尿多与膀胱和肾的功能失调有关，原因以肾气不足，膀胱虚寒最为多见。中医认为肾主骨生髓，为先天之本，小儿泌尿、生长发育、抗病能力都与肾有关。

现代医学认为，遗尿分为原发性和继发性。原发性遗尿是因夜间抗利尿激素分泌不足、遗传、生理发育及心理等因素导致；继发性遗尿是因器质性病变，如隐性脊柱裂、泌尿系统感染、畸形、结石等。

遗尿症危害非常多，如果不及时治疗会引起孩子自悲，对心理、生理、身高、智力都有很大的影响。

采取身体穴位刺激，增强小儿肾气，提升正气，可改善小儿的遗尿症。

第二节 推拿手法

一、头面颈项部穴位操作

揉百会

部位：位于后发际正中上 7 寸，两耳间之上、头顶正中。

操作：以食指、中指、无名指并拢揉动，一般操作 2 ~ 3 分钟。

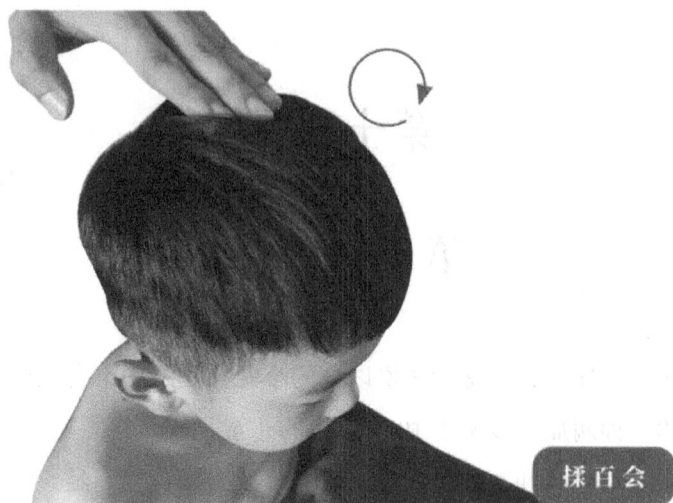

揉百会

二、上肢部穴位操作

1.补脾经

部位：位于拇指桡侧赤白肉际处，由指根到指尖。

操作：由指尖推至指根为补脾，一般操作 300 次左右。

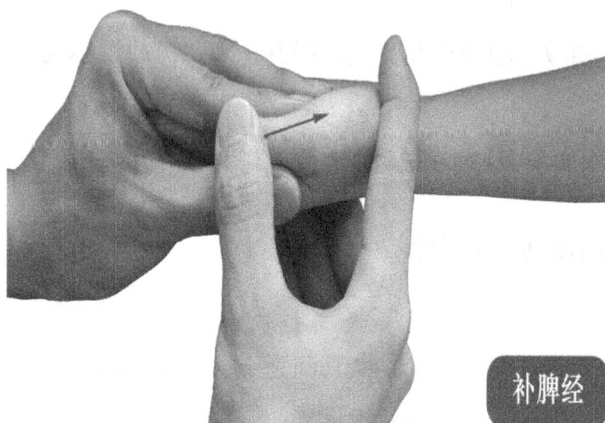

补脾经

2. 补肾经

部位：位于小指指面，由指根到指尖。

操作：由指根推至指尖为补肾经，一般操作约 300 次。

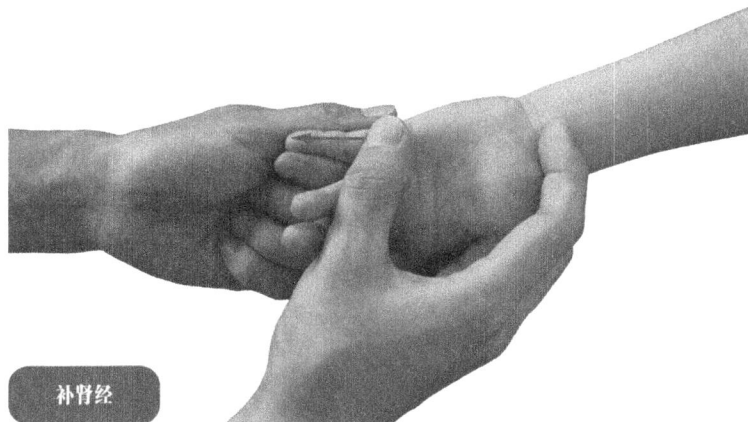

补肾经

3. 揉二马

部位：位于第 4、第 5 掌骨指缝间，正对内八卦的兑宫。

操作：由拇指指腹置于二马穴揉动，一般操作约 300 次。

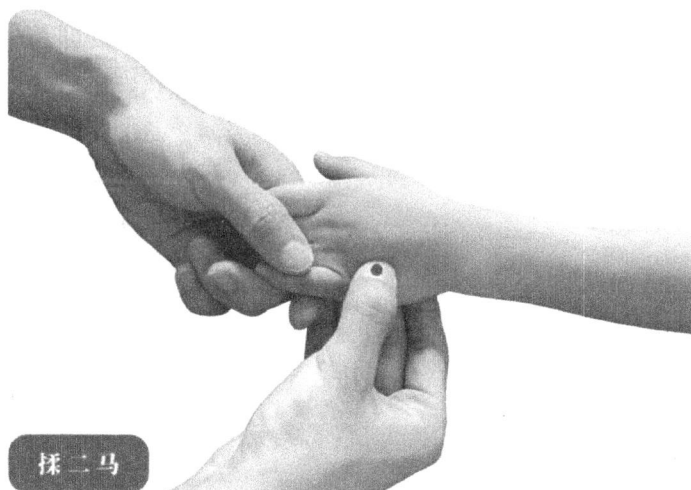

揉二马

三、胸腹部穴位操作

搓擦丹田

部位：位于小儿脐下整个小腹部。

操作：以整个手掌贴敷于小腹搓擦，以令其发热为度。

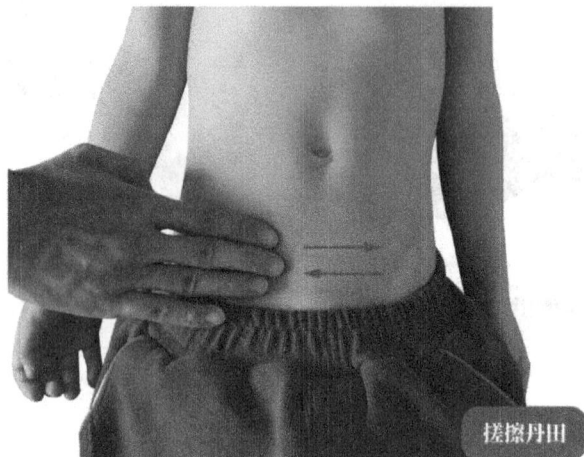

搓擦丹田

四、腰背部穴位操作

1. 搓擦命门

部位：位于腰部，第 2 腰椎棘突下凹陷处，正对肚脐处即是命门。

操作：用手掌横向搓擦，令其发热；或以双手搓热后捂命门。

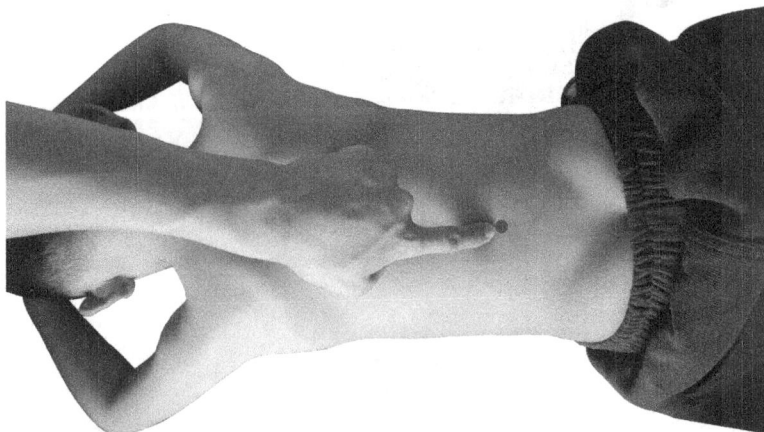

命门

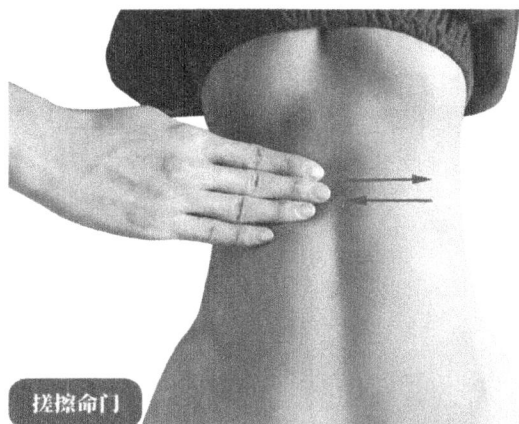

搓擦命门

2. 搓擦肾俞

部位：肾俞在第 2 腰椎棘突下旁开 1.5 寸处，左右各一。

操作：用手掌横向搓擦，以令其发热为度。

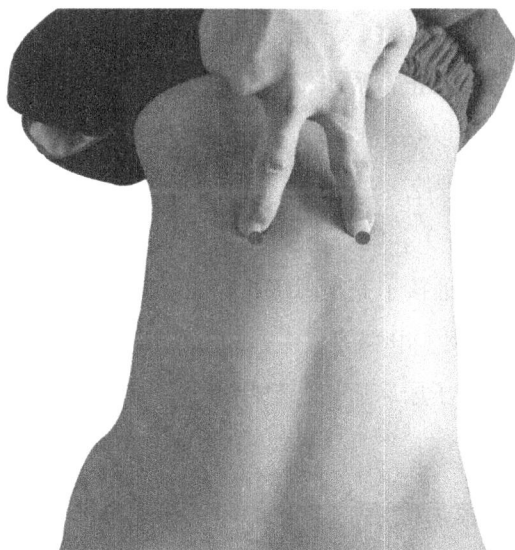

肾俞

五、下肢部穴位操作

足三里

部位：在小腿前外侧，外膝眼下 3 寸，距胫骨前缘一横指（中指）处。

操作：用拇指指腹或掌根上下擦之，令其发热，一般操作 200 ～ 300 次。

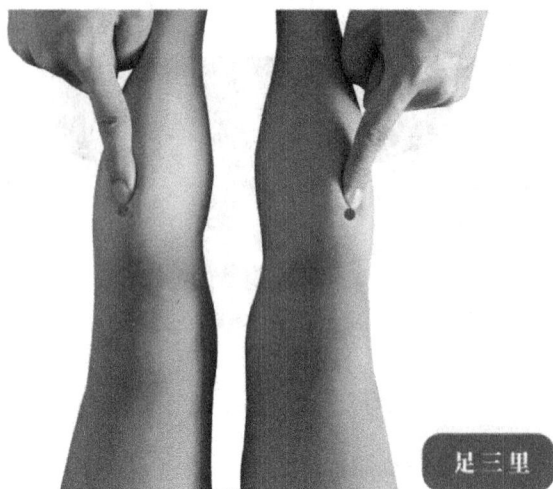

足三里

六、注意事项及家庭护理

饮食按以下原则：

（1）合理饮食，不能用零食代替正餐，饮食清淡。

（2）白天正常喝水，睡前切勿饮水过多，睡前两小时不宜进食。

（3）可以吃一些山药、莲子、桂圆、黑芝麻、桑葚等温补类食物。

（4）不要吃寒凉性食物，如雪糕、冷饮、酸奶及寒凉性水果（西瓜、梨、柚子、甜瓜等），晚餐不要吃西瓜、葡萄、甜瓜及小米稀饭等多水食物。

（5）保证孩子充足睡眠，养成早睡早起的习惯。睡前不要看惊险游戏、动画片、电视、电影等。

（6）孩子尿床后切勿恐吓责骂，应安慰并给孩子以鼓励。

七、家庭食疗

1. 白果煲猪肚

【组成】白果 50g，猪肚 1 只，猪瘦肉 100g，猪脊骨 150g，水发腐竹 50g，老姜 1 块，葱、枸杞子适量，盐、鸡粉适量。

【制作与用法】所有食材洗净切块，腐竹切段。砂锅加水烧热，猪肚、猪脊骨、猪瘦肉放进去汆烫，去血水，捞出清洗备用。砂锅重新加清水，放入白果、猪肚、猪瘦肉、猪脊骨，煲 2 小时，再放腐竹。煮开后，加盐、鸡粉，撒上枸杞子、葱花，即可食用。

【功效】白果滋补肾脏的作用非常显著，肾虚、肾功能不佳者可食用此汤。

2. 枸杞牛肉汤

【组成】枸杞子、黄精、草决明各 15g，牛肉 60g，生姜 2 片，味精、盐适量。

【制作与用法】食材洗净，牛肉切块备用。锅中加适量水，放入除枸杞子外所有食材，大火煮沸，小火煲 2 小时，后放入枸杞子煮开，加盐、味精即可。

【功效】枸杞子有滋补肝肾、明目的功效，加入适量的草决明，使其更具补肾强身的功效。

【注意】大便溏稀的人不宜食用。

第十一章 夜啼

第一节 夜啼概述

夜啼是指小儿白天能安静入睡，入夜经常啼哭不安，时哭时止或者每夜定时啼哭，甚则通宵达旦啼哭的病症。夜啼少则持续数日，多则经月不停。

夜啼多发生于 6 个月以内的幼儿，常由母亲身体虚寒、孕期饮食不节、过食生冷或者胎儿禀赋不足、护理不当、冷乳哺食，导致寒凉伤及脾胃所致。

现代医学认为，儿童生长激素在睡眠时分泌最多，而醒着的时候分泌量很少。生长激素能够促进身体骨骼、肌肉、结缔组织及内脏等的增长。若孩子的睡眠出现障碍，就会影响生长发育。

新生儿及婴儿常以啼哭表达要求，如痛苦、饥饿、惊恐、尿布潮湿、衣被过冷或者过热等。此时若喂以乳食，安抚亲昵，更换潮湿尿布，调整衣被厚薄等，啼哭很快停止，则不属于病态。

第二节 保健与推拿防治

一、头面颈项部穴位操作

揉百会

部位：位于后发际正中上 7 寸，两耳尖之上、头顶正中。

操作：以食指、中指、无名指三指并拢揉百会，一般操作约 100 次。

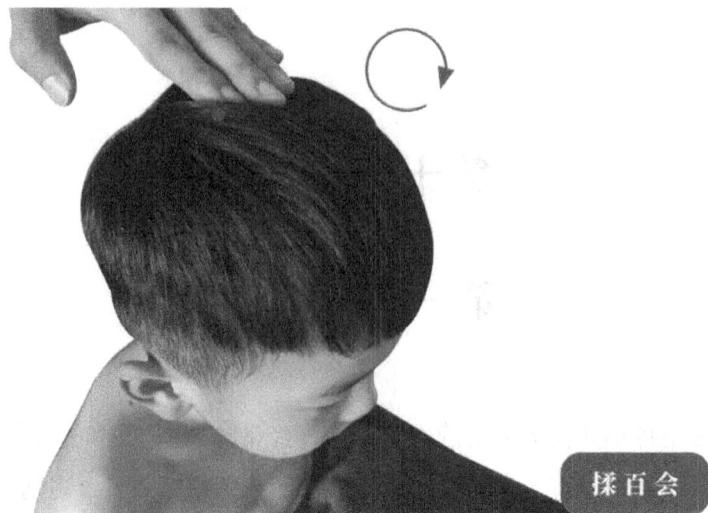

揉百会

二、上肢部穴位操作

1. 揉小天心

部位：位于大小鱼际交接之凹陷处。

操作：用拇指揉，一般操作约 300 次。

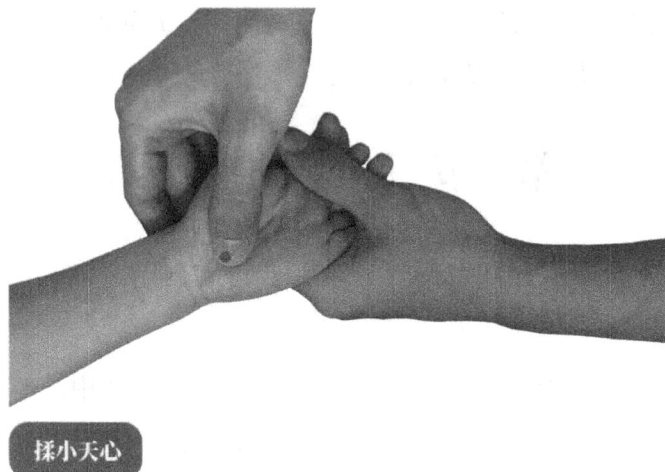

揉小天心

2. 揉神门

部位：位于腕横纹微上尺动脉搏动处。

操作：用拇指揉，一般操作约 300 次。

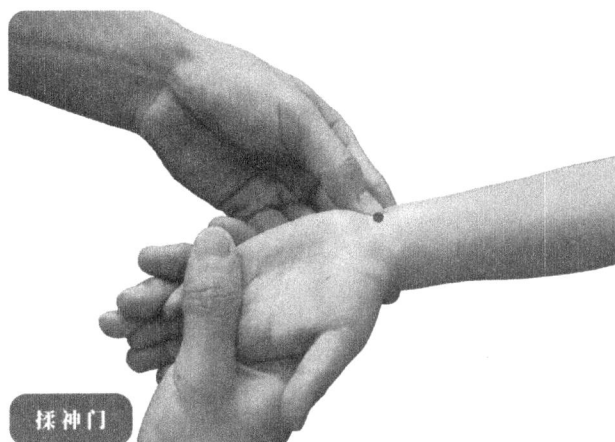

揉神门

3. 补脾经

部位：位于拇指桡侧赤白肉际处，由指根到指尖。

操作：用拇指外侧缘由指尖推至指根，一般操作约 300 次。

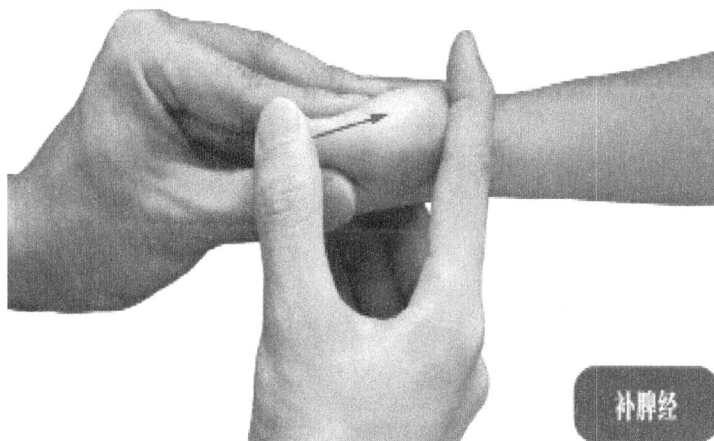

补脾经

4. 揉二马

部位：位于第 4、第 5 掌骨指缝间，正对内八卦的兑宫。

操作：由拇指指腹置于二马穴揉动，一般操作约 300 次。

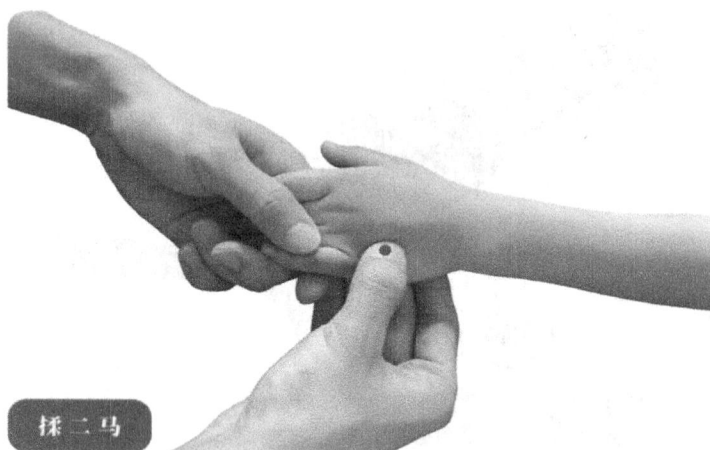

揉二马

三、胸腹部穴位操作

1. 搓擦丹田

部位：位于肚脐以下的整个小腹部。

操作：手掌横擦令其发热，一般操作约 2 分钟。

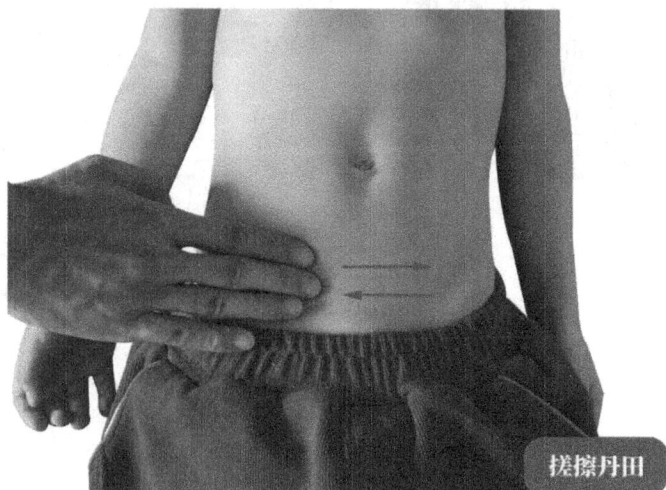

搓擦丹田

2. 摩腹

部位：整个腹部。

操作：以肚脐为中心，以全掌或掌根置于腹部揉或者摩，一般操作约2分钟。

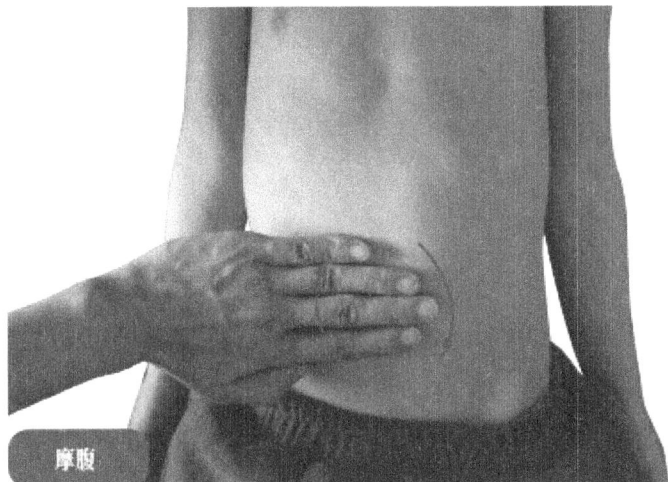

摩腹

四、腰背部穴位操作

推脊

部位：后背正中，整个脊柱，从大椎至龟尾的一条直线。

操作：全掌紧贴脊柱，由龟尾穴擦推至大椎，以透热为度，一般操作约2分钟。

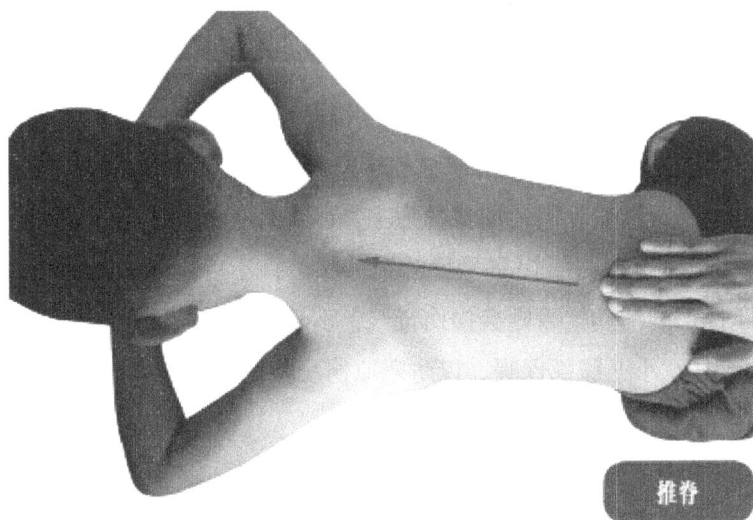

推脊

五、下肢部穴位操作

三阴交

部位：位于内踝尖直上 3 寸胫骨后缘凹陷处，左右腿各一。

操作：拇指指腹揉，一般操作约 300 次。

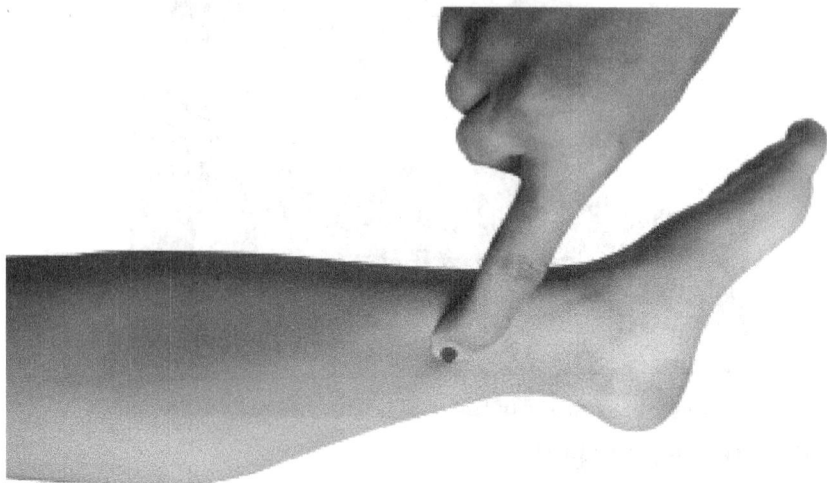

三阴交

六、注意事项及家庭护理

（1）夜啼是小儿常见病之一，临床上操作手法不要过于用力，尽量轻柔，以安抚舒适为主。

（2）饮食不当是造成儿童夜啼的常见原因，所以要清淡饮食，忌高热量、高蛋白的食物，以易于消化的食物为主。

（3）情志上要尽量保持平稳的精神状态，不可进行游玩鬼屋、观看鬼片等过于惊恐的活动，否则会损伤肾气，不利于夜啼的调理。

（4）注意小儿腹部保暖，以防寒凉伤及脾胃导致夜啼。

七、家庭食疗

1. 酸枣仁粥

【组成】酸枣仁 10g，熟地黄 10g，粳米 100g。

【制法与用法】将酸枣仁用文火炒至外皮鼓起并呈微黄色，放凉后捣碎，与熟地黄一同煎煮，去渣后取汁待用；将粳米适量加水，煮至粥稠时，加入之前的酸枣仁汁，再煮 3~5 分钟，放置温热服。

【功效】养心安神，适应于气血不足诱发的夜啼之症。

2. 百合粥

【组成】百合 30g，糯米 50g，冰糖适量。

【制法与用法】将百合剥皮、去须、切碎，与糯米一同加入砂锅，加水适量，煮至米烂汤稠，加入冰糖即成。温热服。

【功效】宁心安神，润肺除烦。适用于阴虚内热、躁扰不安之症。

第十二章 发育迟缓

第一节 发育迟缓概述

中医认为，小儿发育迟缓的主要原因是先天肾气或后天脾胃不足。肾为先天之本，主骨纳气生髓，与人体的生长发育和智力发育密切相关。肾气充盛则筋骨强健、动作敏捷、精力充沛，孩子后天的生长都要依赖肾气滋养，同时肾又主藏精，精主髓，髓又上通于脑，脑为髓之海，精足则令人智慧聪明。肾气充盈了，各种复杂、精细运动才能发动与完成，由此可见，无论是增高还是健脑，皆与肾有关，益智健脑需要调养肾气。

此外，孩子无论是大脑的发育还是骨骼的生长，都需要营养物质的供给，脾为后天之本，每天所需的营养物质都由脾胃运化吸收得来。所以身高智力的生长发育，四肢骨骼与肌肉的强健皆与脾胃有关。

第二节 推拿手法

一、头面部穴位操作

1. 揉百会

部位：位于两耳尖连线中点处，头顶正中。

操作：分为摩法和揉法。

（1）摩法。双手搓热，一手扶住宝宝头部，另一手掌心轻轻摩百会穴皮肤（约2分钟）。

（2）揉法。双手搓热，一手扶住宝宝头部，另一手掌心放于百会穴位置，稍加力度轻揉百会穴（约2分钟）。

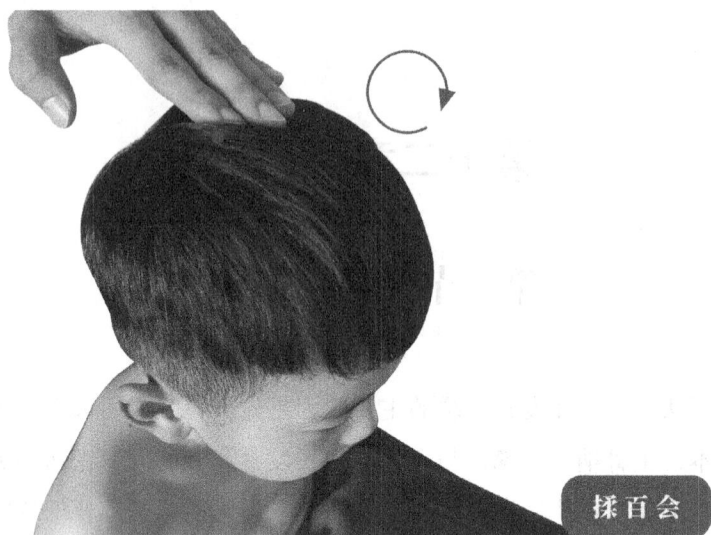

揉百会

2. 囟门

部位：囟门穴位于前发际正中，直上约 2 寸（小儿同身寸，小儿的三指宽）的未闭合的菱形骨陷中，适用于 1 ~ 1.5 岁之前囟门未闭合的小儿。

操作：分为扫囟门、摩囟门、点囟门和捂囟门。

（1）扫囟门。一手扶住宝宝头部，另一手四指轻轻扶在宝宝头的顶部，然后拇指放在囟门处，轻轻翻动手腕，从下往上轻扫，一般操作约 1 分钟。

（2）摩囟门。双手搓热，一手扶住宝宝头部，另一手掌心轻轻摩囟门，一般操作约 1 分钟。

（3）点囟门。一手扶住宝宝头部，另一手食指、中指、无名指三指指面轻轻交替敲击囟门，一般操作约半分钟。

（4）捂囟门。双手搓热，待手掌心发热时，以手掌成空心式迅速放于囟门处，待囟门微微潮热即可，一般操作约 1 分钟。

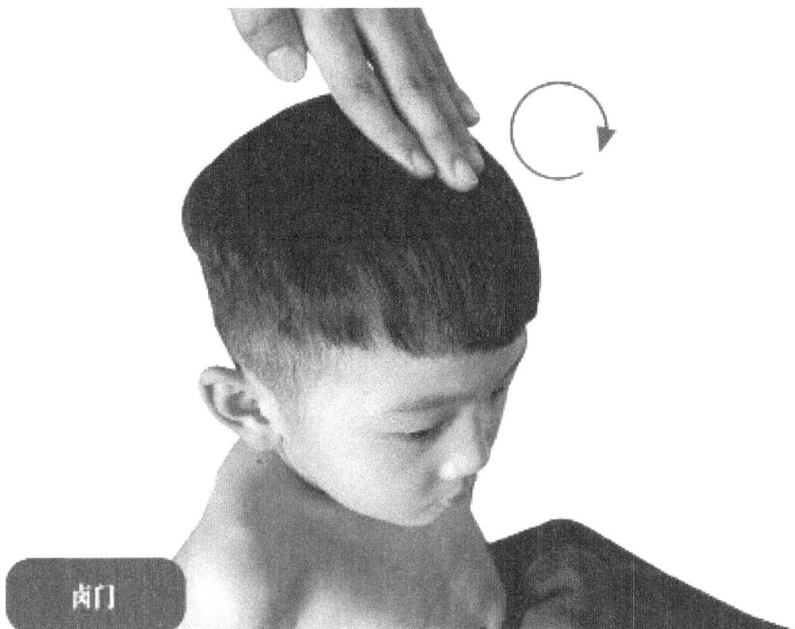

囟门

二、上肢部穴位操作

1. 补脾经

部位：位于拇指外侧（桡侧），范围为由指根到指尖。

操作：补脾经为直推法，一手虎口抓住宝宝拇指，另一手夹住宝宝手腕，拇指放在脾经处，轻轻翻动手腕，用拇指指腹由指尖推向指根，一般操作约约300次。

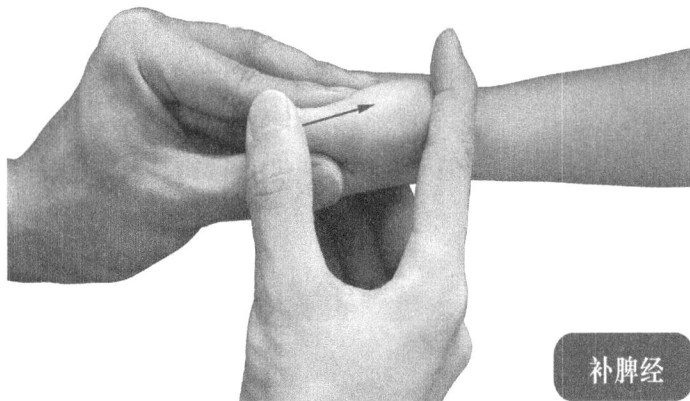

补脾经

2. 补肾经

部位：位于小指指面，范围为由指根到指尖。

操作：由指根推至指尖为补肾阳，一般操作约 300 次。

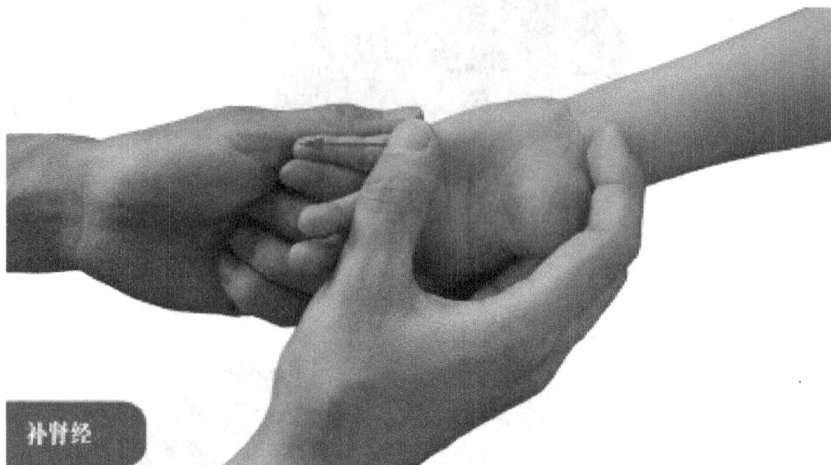

补肾经

3. 揉二马

部位：位于第 4、第 5 掌骨指缝间，正对内八卦的兑宫。

操作：由拇指指腹置于二马穴揉动，一般操作约 300 次。

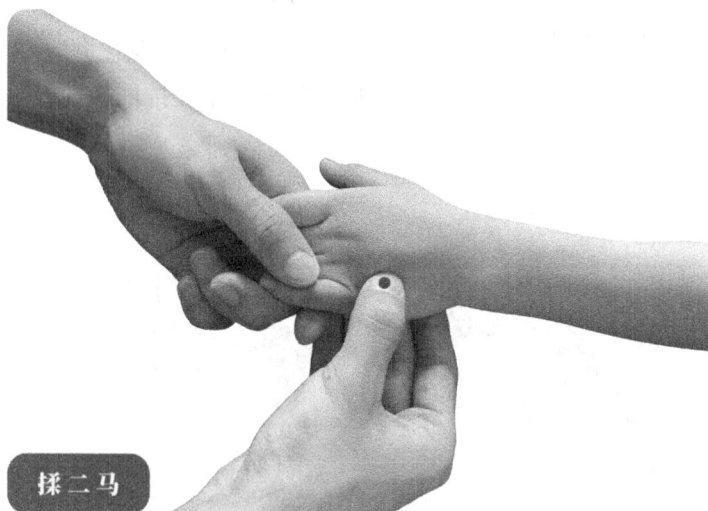

揉二马

三、腹部穴位操作

1. 顺摩腹

部位：整个腹部。

操作：摩腹是全掌在腹部缓缓摩动。揉腹是全掌在腹部有力度地揉动，带动整个腹部运动，一般操作 3 ~ 5 分钟。

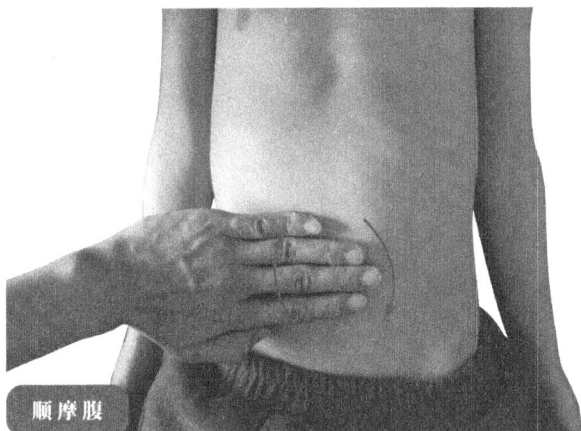

顺摩腹

2. 搓擦丹田

部位：多指肚脐以下的整个小腹部。

操作：手掌横擦令其发热，一般操作约 2 分钟。

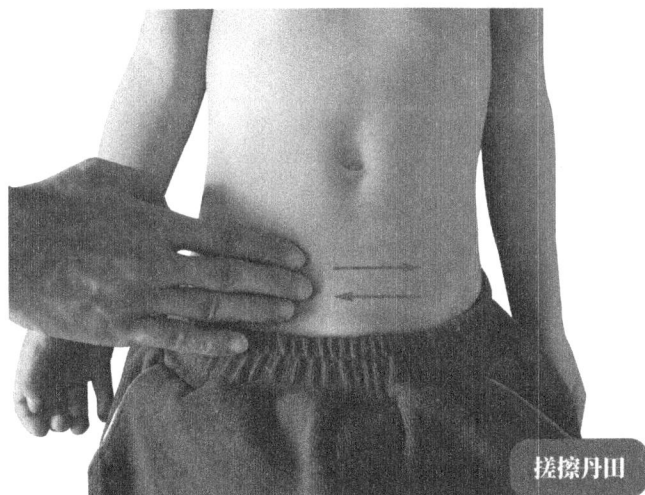

搓擦丹田

四、背部穴位操作

1. 搓擦命门

部位：位于腰部，第 2 腰椎棘突下凹陷处，即正对肚脐处。

操作：用手掌横向搓擦，令其发热为度，或可以双手搓热捂命门。

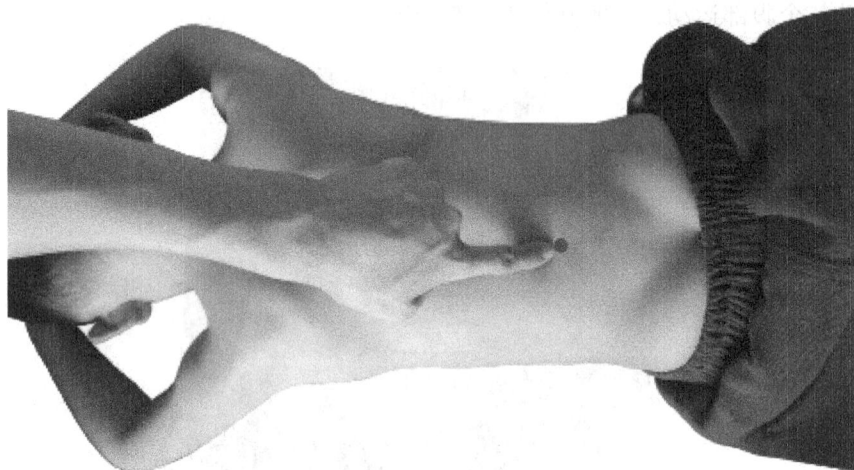

命门

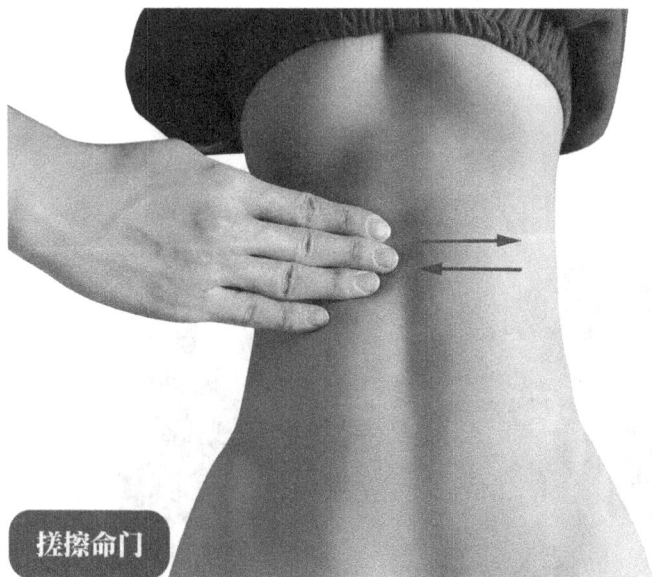

搓擦命门

2. 正捏（推）脊

部位：后背正中，整个脊柱。

操作：捏脊是手指捏提脊柱，从龟尾捏至大椎，为正捏脊，正捏为补法。
推脊是小天心处凹陷正对脊柱，从上至下或从下至上缓缓推动。

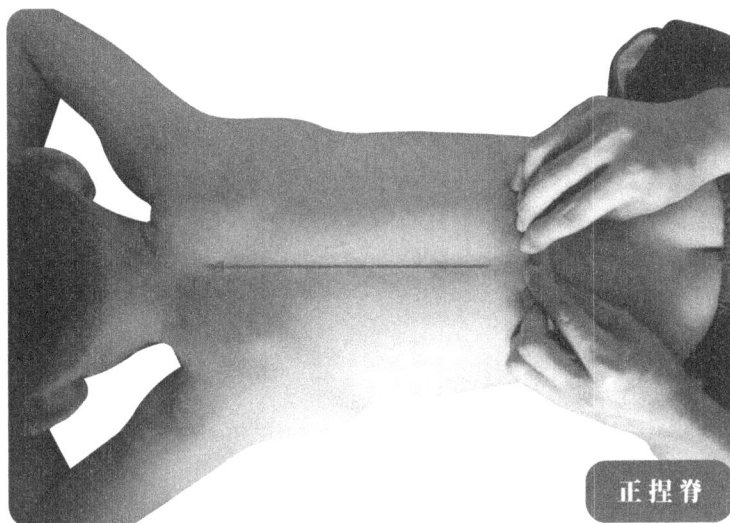

正捏脊

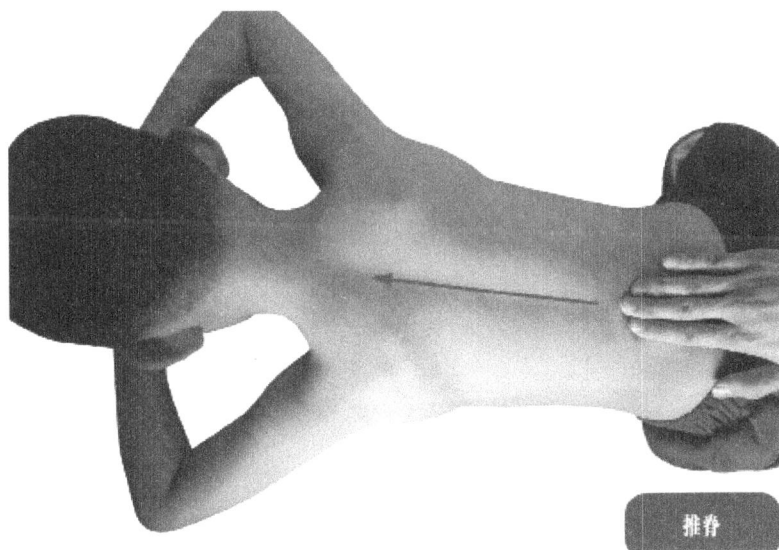

推脊

五、下肢部穴位操作

1. 擦足三里

部位：在小腿前外侧，外膝眼下 3 寸，距胫骨前缘一横指（中指）处。

操作：以多指指腹上下擦之令其发热，一般操作约 1 分钟。

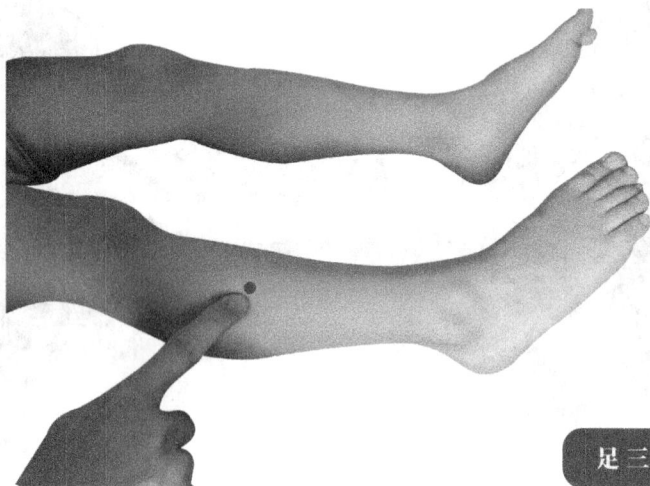

足三里

2. 揉三阴交

部位：位于内踝尖直上 3 寸，胫骨后缘凹陷处。

操作：拇指指腹揉三阴交，或以多指指腹上下擦之令其发热，一般操作约 1 分钟。

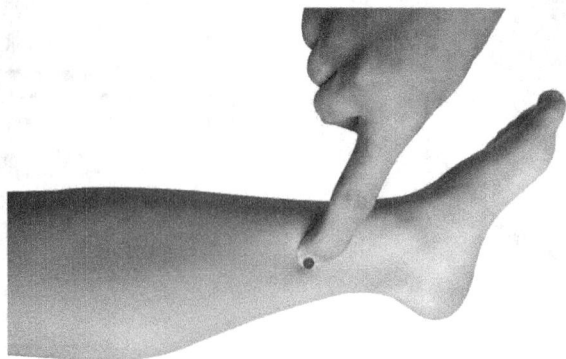

揉三阴交

3. 按揉委中

部位：位于腘窝中央，股二头肌肌腱与半腱肌肌腱之间。

操作：以拇指指腹按揉，一般操作约 100 次。

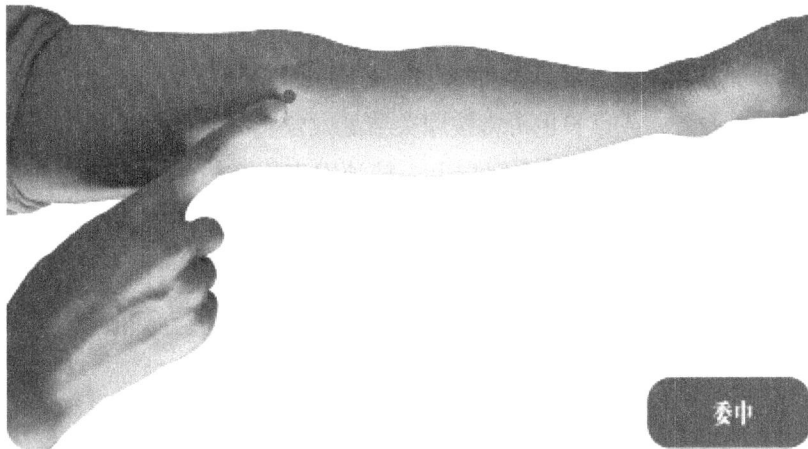

委中

4. 拿承山

部位：位于委中穴下，腓肠肌肌腹下，"人"字纹下凹陷处。

操作：以拇指置于承山，与其余四指相对用力拿承山，一般操作约 100 次。

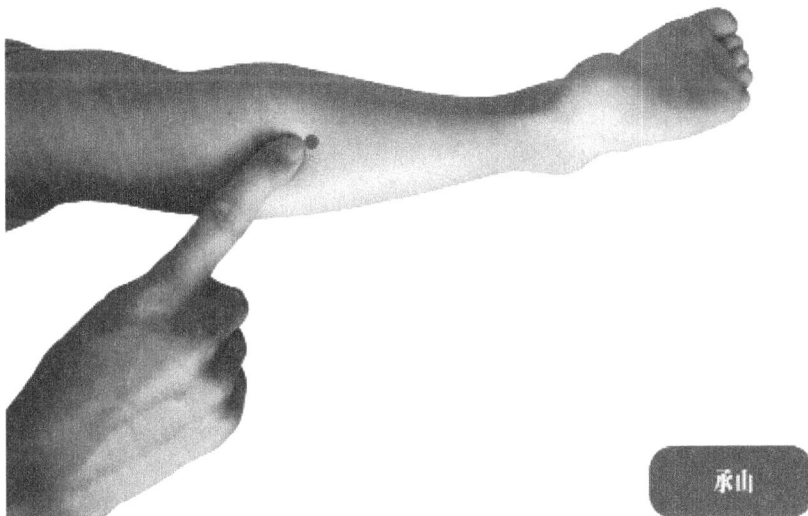

承山

六、注意事项及家庭护理

（1）充足睡眠。晚上10点至凌晨3点生长激素的分泌量超过白天的5～7倍，这一时间段是少儿生长发育的高峰，所以充足的睡眠是保证孩子发育的重要条件，每晚至少要睡足8小时。

（2）适量运动。有运动条件的多运动肩关节、肘关节、腕关节、髋关节、膝关节和踝关节，或家长也可常按摩关节处穴位。

（3）精神鼓励。需要特别指出，精神因素也会影响身高，特别是大一点的孩子，不良情绪会影响脑和内分泌系统的功能，从而影响身体发育。

（4）不宜吃太咸的食物。体内盐分过量会加重肾的负担。

（5）可以食用一些富含维生素和补肾的蔬菜和肉食，如菠菜、鱼肉等；也可食用一些有助于肾气滋养的黑色食物，如黑芝麻、核桃等。

七、家庭食疗

1. 牡蛎南瓜羹

【组成】南瓜50g，鲜牡蛎30g，盐2g，葱丝3g，调料。

【制法与用法】南瓜去皮、子，洗净，切成细丝；牡蛎洗净，取肉。汤锅置火上，加入适量清水，放入南瓜丝、牡蛎肉、葱丝，加入盐调味，大火烧沸，改小火煮，盖上盖，熬至呈羹状，关火即可。

【功效】补锌、补钙、健脑。

2. 菠菜瘦肉粥

【组成】菠菜20g，猪瘦肉25g，大米50g，香油少许。

【制法与用法】菠菜洗净，焯水，切成小段；猪瘦肉洗净，切小片。待锅内白粥煮开后，放入猪肉片，稍煮至变色，加菠菜段，煮熟后放入香油，煮开即可。

【功效】补锌、增强免疫力。